ANDERS DENKEN

ADAM FERNER

ANDERS DENKEN

ÖFFNE DEINEN VERSTAND. PHILOSOPHIE FÜR DAS LEBEN HEUTE.

EDITION OLMS

Hinweis:
Gemeint sind stets alle Geschlechter.
Aus Gründen der Lesbarkeit wird auf die Nennung der Formen verzichtet.

EDITION OLMS AG
Willikonerstr. 10
CH-8618 Oetwil am See/Zürich
Schweiz

Mail: info@edition-olms.com
Web: www.edition-olms.com

ISBN 978-3-283-01278-6

Deutsche Ausgabe

Übersetzung: Stefanie Kuballa-Cottone
Lektorat: Beate Bücheleres-Rieppel
Satz: Weiß-Freiburg GmbH, Graphik & Buchgestaltung

Gestaltet und illustriert von Stuart Tolley (Transmission Design)

Bibliografische Information der Deutschen Bibliothek
Die Deutsche Bibliothek verzeichnet diese Publikation in der Deutschen Nationalbibliografie; detaillierte bibliografische Daten sind im Internet über http://dnb.ddb.de abrufbar

Printed in China

Für Celia und Robin

INHALT

03 SELBSTHILFE

04 GESELLSCHAFT

05 FREIZEIT

EINLEITUNG

Ehrlich gesagt, ist Philosophie nicht sehr gut darin, Antworten zu geben! Seit Jahrtausenden stellen Philosophen die ewig gleichen Fragen, ohne zu echten Lösungen zu kommen. Haben wir einen freien Willen? Gibt es eine unsterbliche Seele? Die einen sagen „bestimmt", andere „wahrscheinlich nicht", aber die meisten zucken mit den Schultern.

Allerdings ist daran nicht die Philosophie schuld. Auf einige Fragen gibt es eben keine eindeutigen, schnellen Antworten, und das „philosophische Schulterzucken" ist die einzig angemessene Reaktion auf die zahlreichen Verwirrungen, die unsere chaotische Existenz mit sich bringt. Philosophie erstellt keine Listen mit Wahrheiten und Unwahrheiten, sondern will uns *auf nützliche Weise* verwirren, will, dass wir die Komplexität erkennen und akzeptieren. Das ist auch das Ziel dieses Buches: Ihnen zu helfen, sich von der Welt, in der wir leben, und den Menschen, mit der wir sie teilen, noch mehr verwirren, verblüffen und verzaubern zu lassen.

Das erste Kapitel, „Sozialkompetenz", untersucht unsere Begegnungen mit anderen Menschen. Kann lügen erlaubt sein? Warum streiten wir? Was bedeutet es, die Eltern zu „ehren"? Kapitel 2, „Lebensgestaltung", wirft einen Blick auf die Lebensentscheidungen, die wir treffen: Möchten Sie heiraten und Kinder bekommen? Warum? Sollten alle Vegetarier Veganer werden? Ist Cashew-Käse schlimm? Im dritten Kapitel, „Selbsthilfe", steht das Selbst im Fokus, Ihr Selbst, mein Selbst – was ist eigentlich dieses „Selbst"? Und was passiert damit, wenn wir sterben? Hängt das von einer bestimmten politischen Sichtweise ab? (Warnung:

„Es gibt nur einen Feigling auf Erden, und das ist jener, der es wagt, unwissend zu bleiben."
W. E. B. Du Bois

Menschen mit existenziellen Ängsten könnte dieses Kapitel unangenehm berühren.) Um „Gesellschaft" geht es in Kapitel 4, unsere Aufteilung in Gruppen entlang angeblich „natürlicher" Grenzen und die unsichtbaren ideologischen Einflüsse, die unser Denken formen. Das letzte Kapitel, „Freizeit", behandelt Hobbys und Zeitvertreib von Horrorfilm bis Computerspiel. Kann fiktionale Gewaltdarstellung in Ordnung sein? Ist Kreativität erworben oder angeboren? Und ist Marmite objektiv betrachtet widerlich?

Jedes Kapitel bezieht sich auf Werke zeitgenössischer Erkenntnistheorie, Metaphysik, Ästhetik und Politik, um *Alltägliches* zu beleuchten. Denn in der Philosophie sollte es nicht um obskure Logikprobleme und esoterische Grübeleien gehen, sondern darum, dass und wie wir leben.

GEBRAUCHSANWEISUNG

Fünf Kapitel und 20 Lektionen behandeln aktuelle, zeitgemäße Debatten innerhalb der modernen Philosophie.

BUILD +
BECOME

Jede Lektion stellt ein bedeutendes Konzept vor …

BUILD +
BECOME

… und erklärt, wie man das Gelernte im Alltag anwenden kann.

Die über das Buch verteilten TOOLKITS helfen, den Überblick über das Gelernte zu behalten.

Am Ende jedes Kapitels geben ausgewählte Tipps Anregungen ZUR VERTIEFUNG der Aspekte, die Sie am interessantesten fanden.

Mit dieser neuen visuellen Reihe wollen wir Ihnen Wissen und Inspiration vermitteln.
BUILD+BECOME hilft, unsere sich rasant wandelnde Welt besser zu verstehen.
Ob man hierbei Schritt für Schritt vorgeht oder alles in einem Rutsch durcharbeitet – es lohnt, sich auf die Themen einzulassen. Genießen Sie es, Ihre grauen Zellen auf Trab zu bringen!

WIE DER
GUSS
DONUTS,
PHILOS
ABSOLUT

ZUCKER-
EINES
DECKT
OPHIE
ALLES AB.

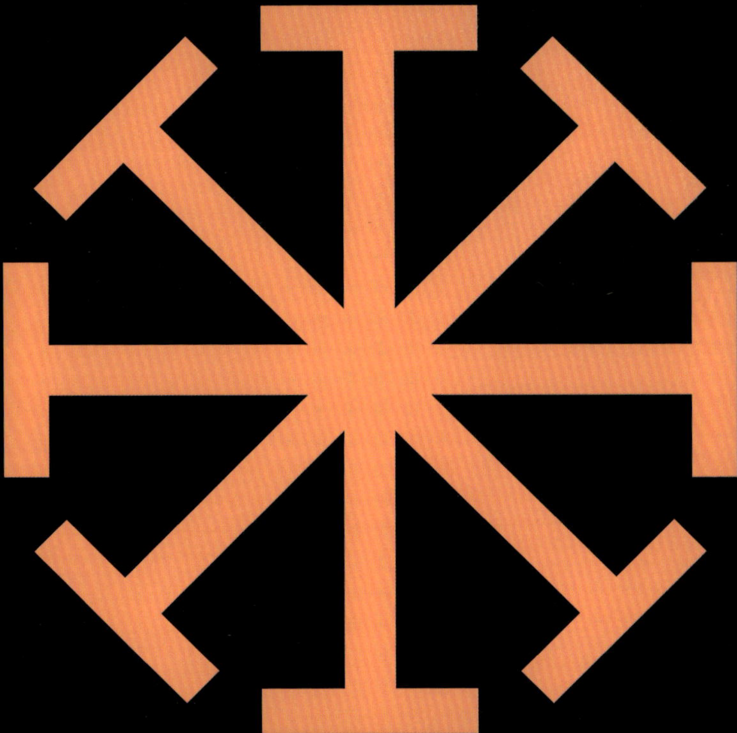

SOZIALKOMPETENZ

LEKTIONEN

01 RICHTIG STREITEN
Debatten sind wichtig, um neue Ideen zu entwickeln. Ist es also befremdlich, sie als antagonistisch zu empfinden?

02 DIE WAHRHEIT SAGEN
Kann es erlaubt sein zu lügen? Kann eine Lüge ohne negative Folgen bleiben? Immanuel Kant verneint das – glauben wir ihm?

03 RESPEKT
Wir respektieren alles Mögliche: Gesetze, die Natur, andere Leute. Respektieren wir sie auf die gleiche Art und Weise?

04 GRENZEN DER LOYALITÄT
Es erscheint offenkundig, dass Loyalität eine Tugend ist und Untreue eine Schwäche. Aber nur, weil etwas offensichtlich ist, ist es nicht automatisch wahr.

„Es gibt, moralisch wie physisch, nur eine einzige Welt, und wir alle müssen in ihr leben."
Mary Midgley

In diesem Kapitel schauen wir uns etwas an, das in Managementkreisen gerne „Sozialkompetenz" genannt wird: *zwischenmenschliche Beziehungen*. Wie verlaufen unsere sozialen Interaktionen? Kann Philosophie helfen, diese zu verbessern? Die Lektionen legen den Schwerpunkt auf das ethische Verhalten, das wir im täglichen Umgang mit anderen an den Tag legen – oder vermissen lassen. Ob zu Hause oder am Arbeitsplatz, beim Einkaufen oder im Bus – die Art und Weise, wie wir mit anderen Menschen interagieren, ist unendlich faszinierend. Das langweiligste Treffen gewinnt durch philosophische Fragestellungen an Reiz.

Nehmen wir an, Sie streiten mit Ihrem Freund darüber, was es zum Abendessen geben soll, Pizza oder Indisch – *wie* streiten Sie? Und *warum*? Sind Sie offen für eine Meinungsänderung? Oder wenn Sie krankfeiern wollen – ist es verwerflich, den Chef anzulügen? Selbst wenn es nicht auffliegt, bleibt doch die Frage: Was passiert, wenn man lügt?

Anderes Thema: Sind die ewigen Ermahnungen, den Eltern respektvoll zu begegnen, reine Propaganda? Hier müssen wir erst einmal herausarbeiten, was „Respekt" ist.

Danach geht es um Loyalität. Wenn Freunde uns vor anderen kritisieren, halten wir sie für „treulos", fragen uns aber selten, ob ihre Kritik vielleicht gerechtfertigt ist. Manchmal ist Illoyalität gar nicht so schlecht.

Ein philosophisches Hinterfragen kann uns in jeder Situation helfen zu verstehen, was vor sich geht und ob es ethisch oder unethisch, effektiv oder ineffektiv ist. Jede Lektion kann unabhängig von den anderen gelesen werden, knüpft aber dennoch über Verweise an diese an. Am Ende des Kapitels lassen wir die Lektionen noch einmal Revue passieren und fangen an, unsere philosophische „Werkzeugkiste" (Toolkit) zu bestücken.

RICHTIG STREITEN

Streiten ist Kampf – jedenfalls empfinden das viele von uns so. Wir sprechen von einem „Schlagabtausch", tragen „Wortgefechte" aus, werfen einander „schlagkräftige" Argumente an den Kopf, und so mancher „verbale Hieb" geht „unter die Gürtellinie". Eigentlich eine grausige Angelegenheit!

Natürlich sind das alles Metaphern. Debatten können hitzig sein, aber man ist ja doch bemüht, seine Opponenten nicht buchstäblich zu vernichten. Eigentlich verlaufen viele Streitgespräche freundschaftlich, und nicht selten macht das Parieren und Kontern richtig Spaß, ähnlich wie bei einem Tischtennisspiel. Genau wie beim sportlichen Wettstreit kann man gewinnen oder verlieren. Wer seinen Standpunkt gut verteidigt und geschickt argumentiert, kann seine Gegner besiegen. Man kann sie mit Rhetorik blenden, ihre Prämissen untergraben oder sie einfach niederbrüllen. Wie man es anstellt, scheint nicht so wichtig zu sein – Hauptsache, man triumphiert am Ende, ist die landläufige Ansicht.

Aber geht es beim Streiten wirklich in erster Linie ums Gewinnen?

Die Antwort auf diese Frage hängt vom Kontext ab, in dem die Auseinandersetzung stattfindet. Wer sich als Mitglied eines Debattierclubs auf ein Halbfinale vorbereitet, trifft natürlich auf Gegner und will am Ende siegen. Punkte werden vergeben, eine Jury entscheidet, und der oder die Beste bekommt einen Preis.

Leider funktionieren nicht alle Streitgespräche so – meistens gibt es keine Preise, und vor allem verlaufen die Diskussionen, die wir im Alltag führen, selten so klar strukturiert, wie das bei Wettkämpfen der Fall ist.

Wenn wir den grundsätzlichen Aufbau von Streitgeprächen betrachten, so gibt es „Prämissen" – z. B. „Alle Menschen sind sterblich" und „Rebekka ist ein Mensch", – und es gibt eine „Schlussfolgerung" aus den Prämissen, in diesem Fall: „Rebekka ist sterblich." Bei einem Debattierturnier bekommt man eine vorgefertigte Schlussfolgerung wie „Geld ist schlecht" zugelost und muss diese dann kompromisslos verteidigen, indem man den Gegner (der die Gegenposition vertritt) untergräbt. Man kann auf viele Arten darüber streiten, ob Geld ein Übel ist. Die Debattierer können unterschiedliche Prämissen aufstellen, dürfen aber nicht von ihrer Schlussfolgerung abweichen. Ihrem Standpunkt müssen sie treu bleiben, damit am Ende klar ist, wer die Debatte gewonnen bzw. verloren hat.

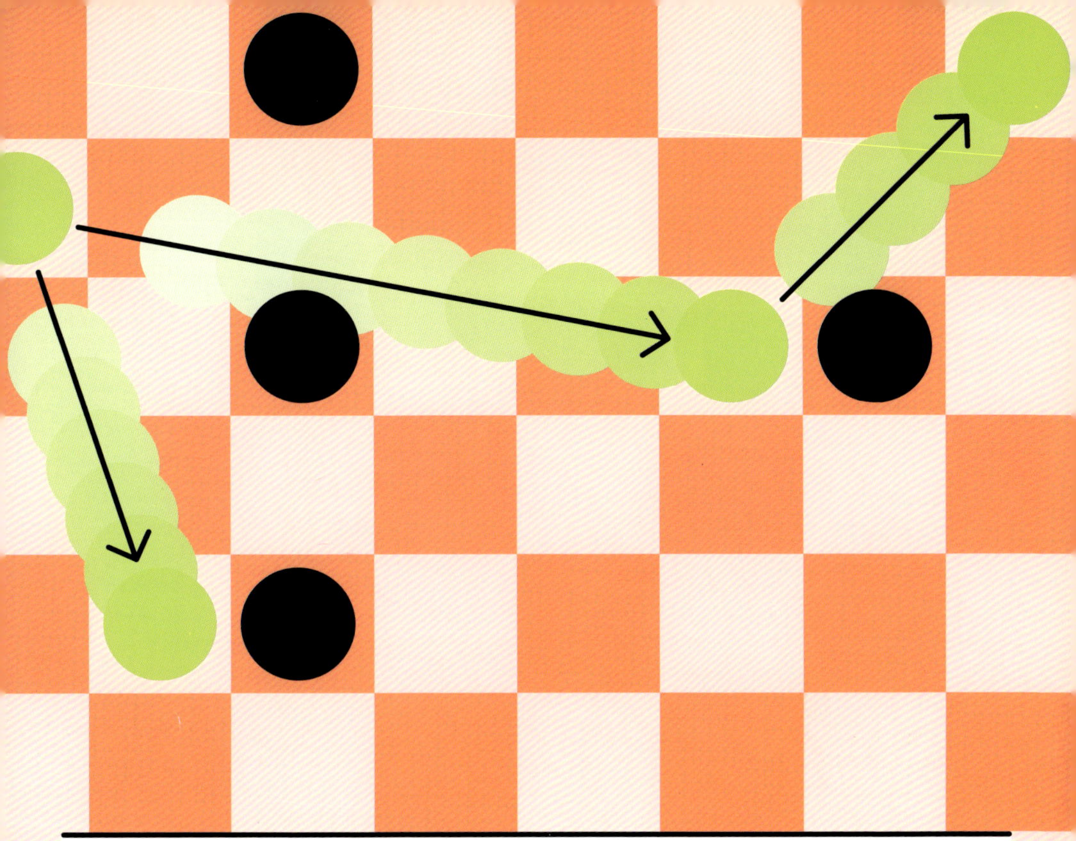

Und was ist mit normalen Wortwechseln, wie man sie aus dem Büro kennt? Zum Beispiel Jim aus der Buchhaltung: Er steckt ständig Ihre Stifte ein. Sie sprechen ihn darauf an und sagen ihm, dass Sie das ärgert. Jim erwidert, die Stifte seien ein geringer Preis dafür, den besten Platz im ganzen Büro zu haben (den haben Sie tatsächlich). Wenn etwas ärgerlich sei, dann die Tatsache, dass Sie direkt neben dem Wasserspender, dem Ventilator und den Snacks sitzen dürfen.

Natürlich können Sie versuchen, diesen Streit zu gewinnen: Sie sagen, der Platz wurde Ihnen zugewiesen, während er *mit voller Absicht* Stifte abgreift. Er ist im Unrecht. Dann könnten Sie einander weitere belanglose Dinge vorhalten, und Sie erklären, warum Sie recht haben. Vielleicht gewinnen Sie dank Ihrer rhetorischen Fähigkeiten, und Jim gehen die Argumente aus. Aber haben Sie damit irgendetwas *behoben*? Wahrscheinlich wird Jim auch weiterhin Ihre Stifte mitgehen lassen und Ihnen Ihren Platz neiden. In diesem Kontext ist Gewinnen oder Verlieren nicht relevant – eine andere Funktion des Wortgefechts rückt in den Vordergrund.

Ein Streitgespräch kann helfen, Probleme zu *lösen*. Statt Jim besiegen zu wollen, könnten Sie das Wahrsein seines Standpunkts anerkennen und Ihre eigene Position entsprechend angleichen. Was wäre ein Kompromiss? Vielleicht kann man den Wasserspender woanders hinstellen, vielleicht mehr Snacks kaufen?

DIE LÖSUNG IST DER GEWINN

Wir haben also zwei verschiedene Arten von Streit: Ein Wortgefecht kann ein Spiel sein, das man gewinnen oder verlieren kann, oder ein Mittel, um ein Problem zu lösen oder Ideen auszuloten. Es gibt keine Gewinner *per se*, und die Teilnehmer verlieren nichts, wenn sie ihre ursprüngliche Position aufgeben.

Nehmen Sie sich einen Moment Zeit und überlegen Sie: Wie streiten Sie normalerweise? Streiten Sie, um zu gewinnen? So haben das die meisten Leute – vom Philosophen über den Rechtsanwalt bis zum Politiker – gelernt. Bezeichnenderweise erschwert dieser Ansatz das Entwickeln von Verständnis. Das Spiel verlangt, dass Sie Ihren einmal eingenommenen Standpunkt verteidigen, selbst wenn gute Gründe dafürsprechen, ihn aufzugeben. In gewissem Sinne führt dies zu „epistemischen Verlusten", einem Wissenseinbruch. Überhaupt wird das Gewinnen zu Unrecht gelobt. Phyllis Rooney trifft in ihrem wissenschaftlichen Aufsatz „Philosophy, Adversarial Argumentation, and Embattled Reason" (2010) den Nagel auf den Kopf:

„Ich verliere die Debatte, du gewinnst … Aber ich habe dafür einen erkenntnistheoretischen Gewinn. Ich habe eine wahrscheinlich falsche Überzeugung durch eine wahrscheinlich richtige ersetzt."

Wenn wir Streiten als eine Form der Problemlösung nutzen, profitieren alle davon. Der Fokus liegt nicht auf der Verteidigung einer Position um jeden Preis, sondern darauf, Verständnis, im Idealfall sogar Einsicht in Wahrheit zu gewinnen. Einwände können nach wie vor erhoben und entkräftet werden, jedoch in einem Geist der Kooperation und des gegenseitigen Respekts (dazu mehr in Lektion 3).

Diese Unterscheidung ist keine akademische Frage, sondern äußerst wichtig. Die eine Art des Streitens ist aggressiv und kann Verständnis verhindern, die andere Lösungen und Einvernehmen hervorbringen. Eine kompetitive Auseinandersetzung ist statisch, eine kollaborative hingegen dynamisch.

Wenn Sie das nächste Mal einen Streit beobachten – ob Familienkrach oder politische Debatte –, denken Sie doch einmal darüber nach, wie er geführt wird. Wer *versucht* zu gewinnen? Könnte der Streit vielleicht produktiver sein, wenn die Streitenden aufhörten, Punkte machen zu wollen, und stattdessen anfingen zusammenzuarbeiten?

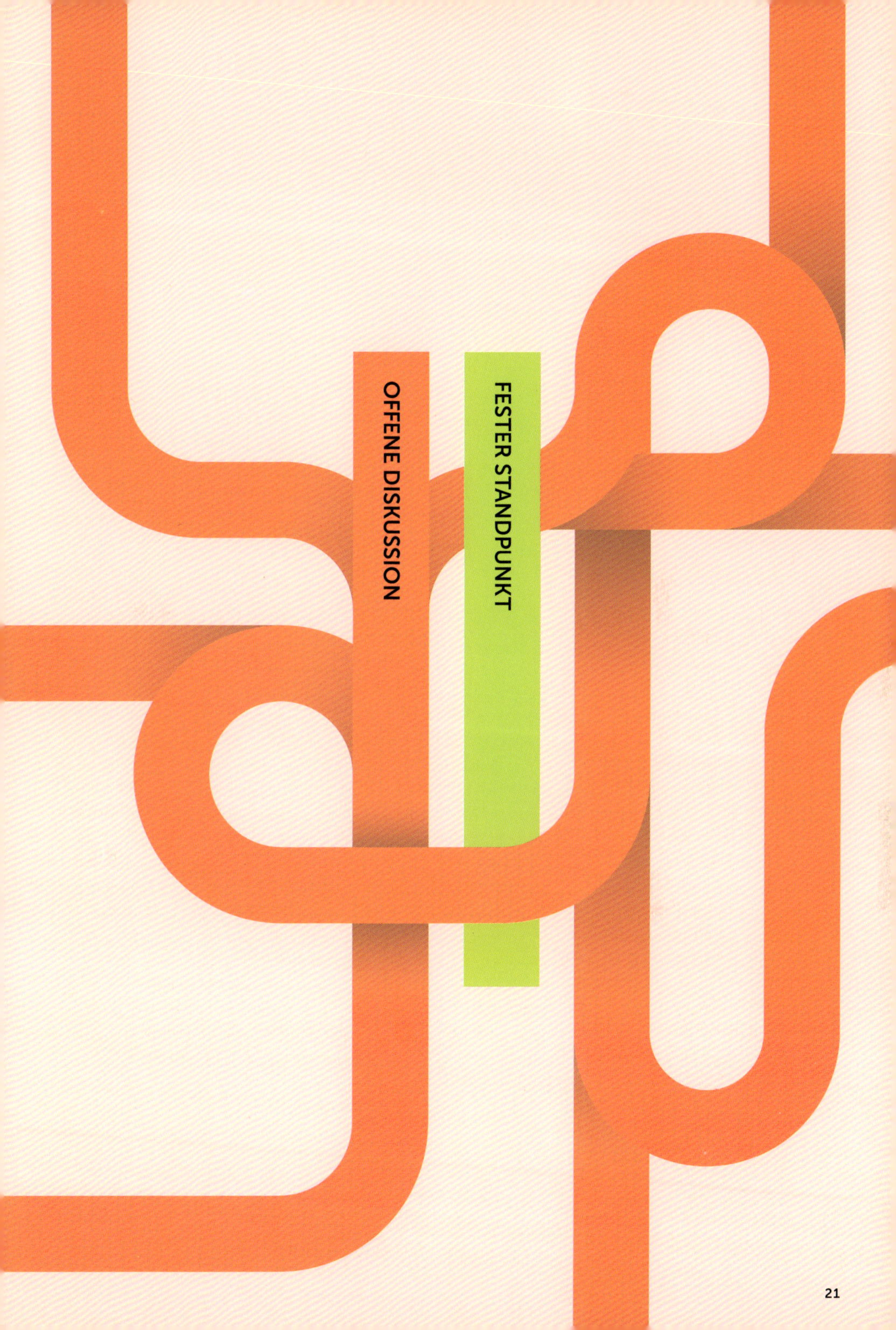
OFFENE DISKUSSION
FESTER STANDPUNKT

DIE WAHRHEIT SAGEN

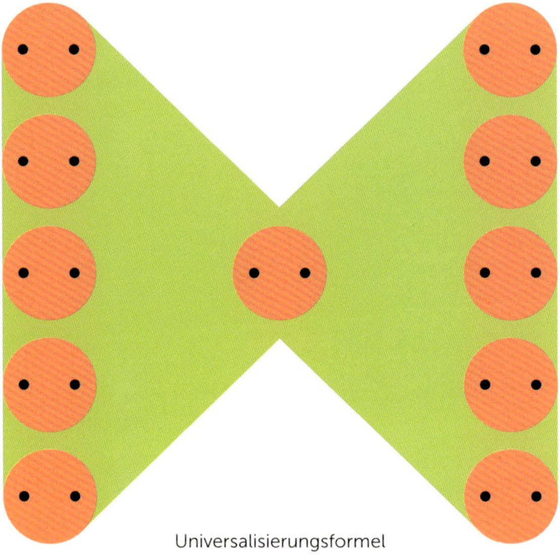

Universalisierungsformel

Immanuel Kant war bekanntlich ein strebsamer Mann. In seinem Buch *Grundlegung zur Metaphysik der Sitten* (1785) hatte er sich zum Ziel gesetzt, die Gesetze einer objektiven moralischen Wirklichkeit zu beschreiben. Er ging davon aus, dass es unbestreitbare moralische Tatsachen gebe – manche Taten sind einfach immer falsch (allen voran: Mord), da kann man sich nicht mit „Ansichtssache" herausreden. Moralische Wahrheiten hängen nicht von der Perspektive ab, sondern sind Tatsachen, aus jedem Blickwinkel.

Diese objektive moralische Wirklichkeit bildete den Ausgangspunkt für sein Konzept des „kategorischen Imperativs", ein allgemeiner Grundsatz, der beschreibt, was Menschen tun *müssen*, um moralisch zu handeln. Das Konzept tritt bei Kant in Gestalt unterschiedlicher Formulierungen auf. Für unsere Zwecke genügen uns zwei dieser Formeln. Als Erstes die Universalisierungsformel:

„Handle nur nach derjenigen Maxime, durch die du zugleich wollen kannst, dass sie ein allgemeines Gesetz werde."

Vereinfacht gesagt ist dies eine Variation des „Was du nicht willst, das man dir tu"-Grundsatzes, der sich in den meisten Religionen findet. Jeder Mensch soll sich bei seinem Handeln stets die Frage stellen, ob es in Ordnung wäre, wenn jeder so handeln würde. Nehmen wir an, Sie beschließen, anderen Leuten die Schokolade zu klauen – wäre es in Ordnung, wenn jeder das täte? Wie kämen wir zurecht, wenn jeder ständig anderen ihre Schokolade (bzw. ihr Geld, ihr Leben) wegnähme?

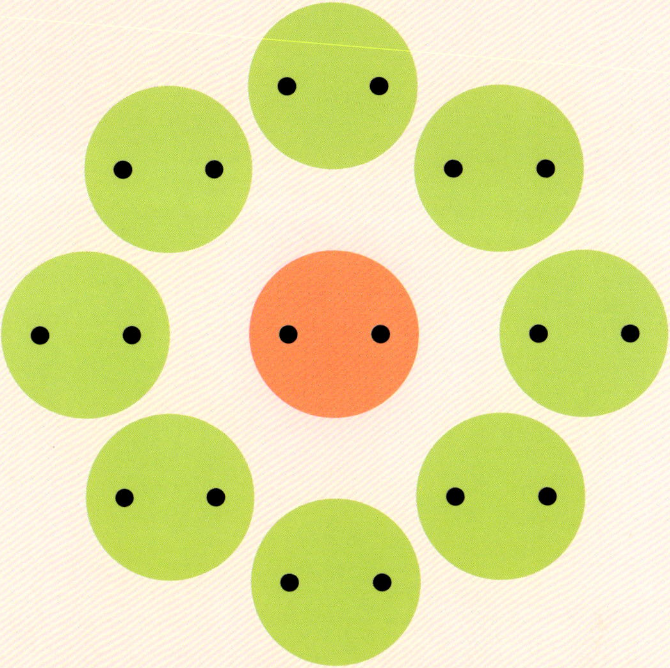

Selbstzweckformel

Die zweite Formel wird Menschheits- oder Selbstzweckformel (SF) genannt. Sie besagt, wir sollen jeden Menschen als „Zweck an sich" behandeln und nicht nur als Mittel zum Erreichen unserer eigenen Zwecke. Im Umgang mit Freunden und Fremden sollten Sie immer daran denken, dass diese ein eigenes Leben haben, mit eigenen Hoffnungen und Träumen (und die anderen müssen anerkennen, dass Sie all das ebenfalls haben). Im Zentrum von Kants Sittenlehre steht der Gedanke, dass die Würde und Gleichheit aller Menschen zu achten ist. Wer andere Menschen *benutzt*, handelt unmoralisch.

Stellen Sie sich z. B. vor, Sie wollen Ihre Chefin beeindrucken und lassen Ihren Kollegen Gilbert wie einen Idioten dastehen. Selbst wenn Sie gar keinen persönlichen Groll gegen Gilbert hegen, missachten Sie ihn damit als Menschen. Sie behandeln ihn nicht wie eine Person, sondern benutzen ihn als Sprungbrett.

Kants Sittenlehre hat auch ihre Schattenseiten. Der amerikanische Philosoph Lewis R. Gordon hat darauf hingewiesen (dazu mehr in Lektion 13), dass der Mann ein schrecklicher Rassist war, was Kants Aussage, alle Menschen verdienten gleichermaßen Respekt, heuchlerisch wirken lässt. Zudem ist seine Darstellung überaus formalistisch. Die von ihm postulierte objektive moralische Wirklichkeit impliziert, es gebe in ethischen Fragen nur schwarz oder weiß.

Trotz dieser Schwächen war sein kategorischer Imperativ enorm einflussreich, nicht zuletzt, weil sein Sittengesetz ohne theologische Anwandlungen auskommt. Seine *Grundlegung* ist eine Übung in Vernunft und spricht alle Menschen gleichermaßen an.

NACH WAHRHEIT STREBEN

Es gibt so viele Lügen, die man erzählen kann, manche sind harmlos, andere infam, und wir selbst halten die einen für weniger schlimm als die anderen. Wenn Sie mir sagen, dass Sie keinen Spargel mögen, obwohl Sie ihn eigentlich doch gerne essen, fände ich das nicht weiter schlimm. Wenn Sie jedoch beteuern, niemanden umgebracht zu haben, aber in Wirklichkeit ein Mörder sind, sieht die Sache schon anders aus. Manche Lügen wiegen schwerer als andere.

Für Kant waren jedoch alle Lügen gleich schlecht, weil das Lügen *per se* gegen die *Selbstzweckformel* verstößt. Menschenwürde und Gleichheit räumte er höchste Bedeutung ein und mahnte, Menschen nicht geringer zu behandeln, als es ihnen als freie, vernünftig Handelnde, die ein selbstbestimmtes Leben führen, zustehe. Wenn Sie einen Menschen belügen, verwehren Sie ihm die Möglichkeit, eine Situation rational zu erfassen und entsprechend seinem freien Willen darauf zu reagieren.

Zur Veranschaulichung mag uns eine frei erfundene Geschichte dienen: Ich bin knapp bei Kasse, will aber ins Kino. Ich frage Sie, ob Sie mir 25 € leihen können, weil ich meine Miete bezahlen müsse (Lüge), denn ich vermute, Sie würden mir das Geld vielleicht nicht geben, wenn Sie wüssten, dass ich es für Popcorn und Cola ausgeben will. Da Sie aber ein großzügiger Mensch sind, leihen Sie mir das Geld, und ich schaue mir einen Hollywood-Blockbuster an und verputze ein Jumbomenü.

In diesem Szenario habe ich Sie eigennützig getäuscht. Ich habe Sie der Möglichkeit beraubt, die Situation rational zu erfassen, indem ich die wichtigsten Fakten verschwiegen und damit Ihre Fähigkeit untergraben habe, frei zu entscheiden, ob Sie mir das Geld geben wollen. Ich habe Sie als Mittel zum Zweck missbraucht und Ihren Selbstzweck als Person missachtet.

Natürlich gibt es kniffligere Fälle. Etwa die in der philosophischen Literatur gerne bemühte Geschichte vom axtschwingenden Irren, der fragt, wo Ihre Liebsten sind – dürfen Sie lügen, um deren Leben zu retten? Oder stellen wir uns eine Situation vor, in der eine Lüge verhindert, dass jemand emotional verletzt wird. Soll man versprechen, dass „alles gut wird", ohne zu wissen, ob es stimmt?

Kant war diesbezüglich ein Hardliner: Er sagte, man sollte niemals lügen. Nie! Kein Wunder, dass man ihm vorwarf, eine reichlich grobe Form der Moralphilosophie zu vertreten. Gleichzeitig zeugt Kants rigoroser Ansatz von einer gewissen Ambitioniertheit. Seine Forderung, nie zu lügen, bedeutet nicht, dass wir dem potenziellen Mörder unsere Familie überlassen sollen. Vielmehr gilt es, eine Welt zu erschaffen, in der solche mordlustigen Irren entweder nicht existieren oder nicht dazu kommen, uns solche Fragen zu stellen. Das klingt doch nach einer guten Idee.

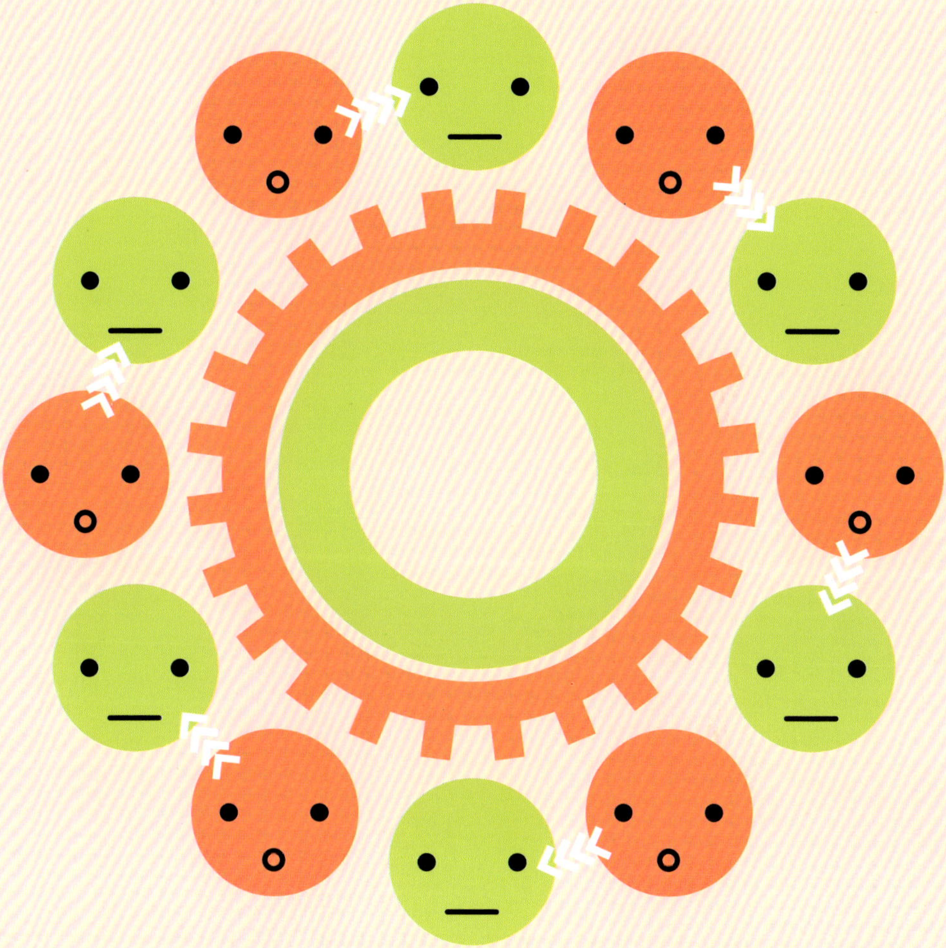

KANN
AUCH
TUGEND

UNTREUE
EINE
SEIN?

RESPEKT

Respektiert einander! Das klingt wie ein ziemlich guter Leitsatz für unsere alltäglichen sozialen Interaktionen. „Ihr sollt einander lieben", ist nicht immer machbar, denn Liebe gehört nicht zu den Dingen, die man nach Belieben an- oder ausschalten kann. „Toleriert einander", ist nicht viel besser: Man kann Gestank tolerieren oder aushalten, aber Menschen wie einen üblen Geruch zu behandeln, ist eine schreckliche Faustregel – weder fördert sie das Verständnis noch führt sie zu einem harmonischen Zusammenleben.

Aber verdient denn jeder Mensch Respekt? Was ist mit Rassisten, Homophoben und Sexisten? Sollen wir Leute respektieren, die Vorurteile verbreiten und befeuern? Wenn Sie einem geifernden Fanatiker gegenüberstehen, der Sie mit Hate Speech überschüttet, fänden Sie es sicher schwierig, ihn zu „respektieren". Glauben wir also, dass es Menschen gibt, die keinen Respekt verdienen?

Vielleicht ... aber darüber sollten wir genauer nachdenken.

Sofern Sie kein unvorstellbar behütetes Leben führen, begegnen Sie sicher immer wieder Leuten, deren Ansichten den Ihren diametral widersprechen. Da kommt es leicht zum Streit, und der kann eskalieren, weil es, trotz aller Bemühungen, unmöglich erscheint, Gemeinsamkeiten zu finden. Es gibt keinen Kompromiss. Sie sind nicht nur absolut anderer Meinung, Sie finden deren Ansichten – z. B. dass alle Frauen geborene Hausfrauen seien – absurd und gefährlich.

Wie geht das mit der scheinbar vernünftigen Forderung zusammen, wir sollen „einander respektieren"?

Was genau ist Respekt eigentlich? Wir achten und respektieren Dinge auf unterschiedliche Weise. Wir haben Respekt vor der Natur (und ihren teils zerstörerischen Kräften) und achten Konzepte wie das Gesetz und das Tempolimit. „Respekt" vor etwas haben heißt, es nicht zu unterschätzen (z. B. die Macht des Meeres), seine Bedeutung anzuerkennen und die Folgen zu tragen, wenn man es nicht ernst genommen hat. Das Tempolimit ist eine wichtige Verkehrsregel – wird es missachtet, passieren schlimme Dinge.

Menschen bringen wir natürlich auch Respekt entgegen, Martin Luther King beispielsweise, aber eher im Sinne von Hochachtung oder Bewunderung. In der Aufforderung, einander zu respektieren, geht die Bedeutung mehr in die Richtung, die in Lektion 2 besprochen wurde. Wenn wir Menschen respektieren, behandeln wir sie als Personen, die sich selbst zum Zweck haben, als einzigartige Wesen, die einen eigenen Wert besitzen. Der Philosoph Kwame Anthony Appiah verbindet Respekt mit dem Begriff der Menschenwürde. Wir sind alle Menschen, sagt er, ungeachtet unserer politischen Ansichten, und das müssen wir anerkennen, wenn wir miteinander interagieren. Respekt erlangen wir folglich nicht durch das, was wir *sagen*, sondern durch das, was wir *sind*.

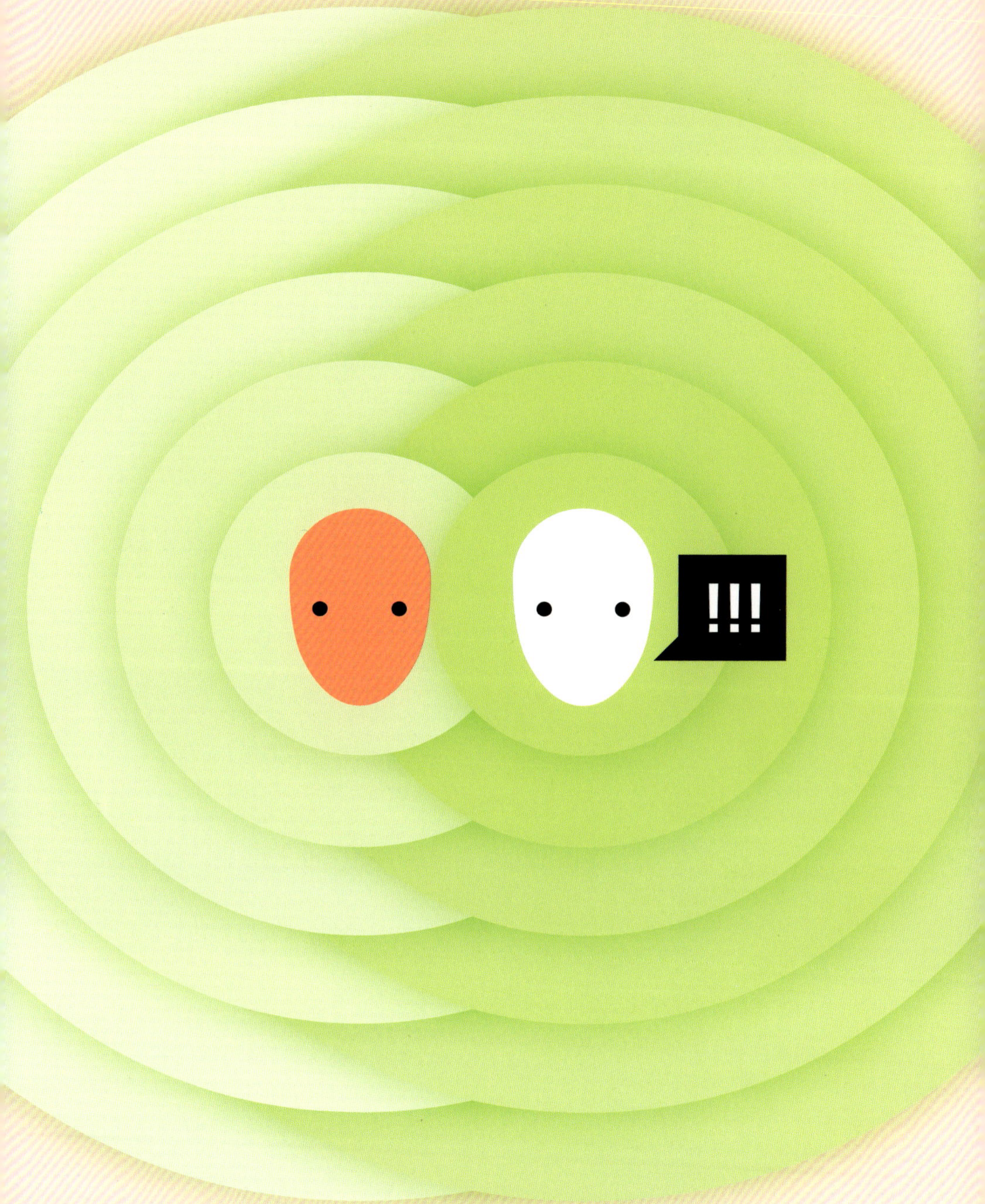

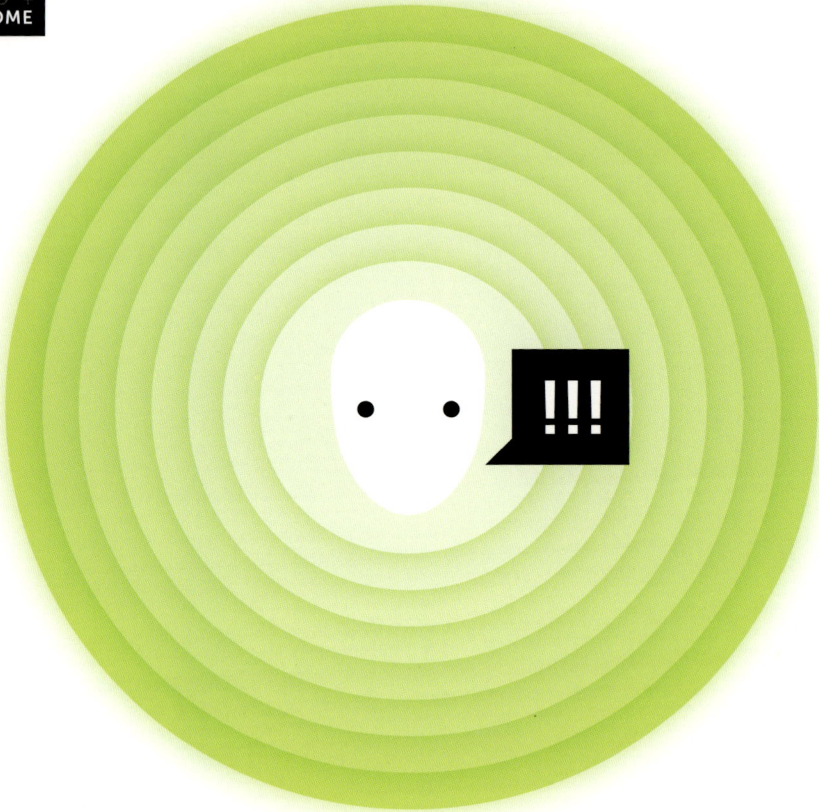

BEI ALLEM RESPEKT: NEIN

Kommen wir noch einmal zu den blindwütigen Fanatikern zurück. So würdelos sie auch erscheinen mögen, sind sie doch Menschen und besitzen folglich Menschenwürde. Und wahrscheinlich sollten wir auch aufhören, sie als „Fanatiker" zu beschimpfen. Trotz all ihrer hasserfüllten Äußerungen verdienen sie unseren Respekt (Bewunderung nicht!).

Was bedeutet dies in der Praxis? Wie verhalten wir uns gegenüber Menschen, die grässliche Dinge sagen? Anschreien? Verspotten? Mit faulem Obst bewerfen? Nein, sagt Appiah. Wer sie in diesem philosophischen Sinne respektiert, spricht mit ihnen über ihr Gedankengut.

In einem Essay über Relativismus und kulturübergreifendes Verständnis („Relativism and Cross-Cultural Understanding", 2010) schreibt Appiah: „Die moralischen Überzeugungen anderer Personen sollten wir behandeln, als seien sie Argumenten zugänglich, denn die moralischen Ansichten einer Person als Tatsachen zu behandeln, die nicht auf Prämissen aufbauen, wäre respektlos." Jemanden zu respektieren, beinhaltet, diese Person als vernunftbegabten, selbstbestimmten Menschen zu sehen – nicht nur als Nebenprodukt eines kulturellen Milieus. Personen, die Fakten erfassen und analysieren können und sich ein eigenes Urteil bilden.

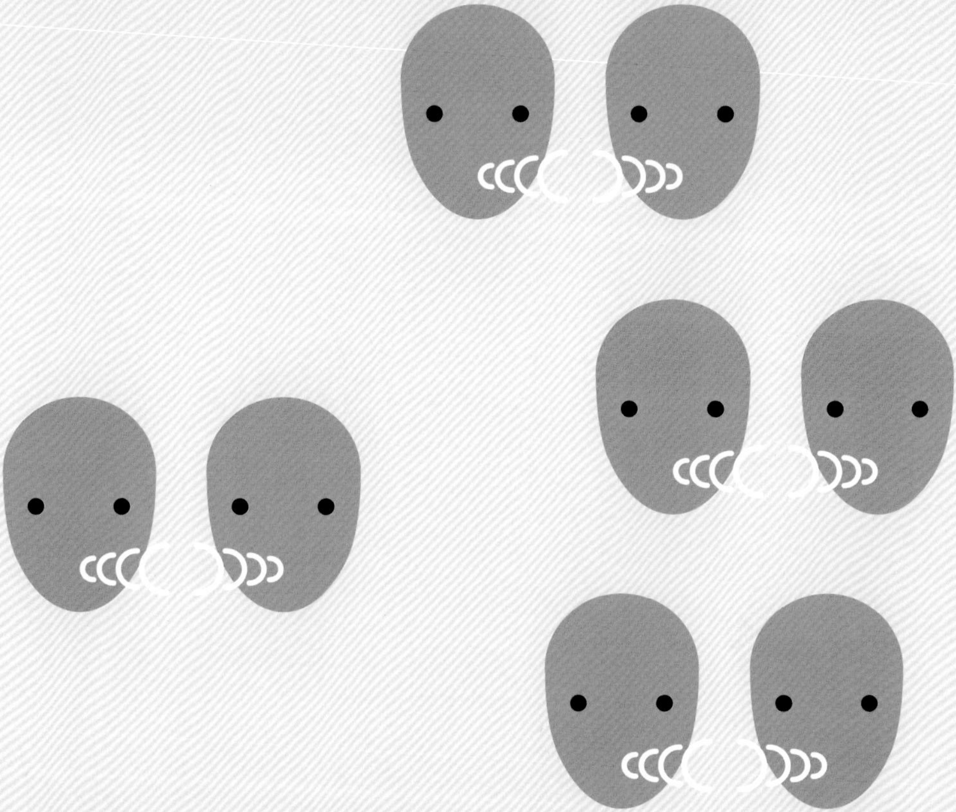

Nehmen wir an, Ihre Großmutter würde Schwule als „verdorben" bezeichnen. Sie lieben Ihre Großmutter über alles, aber diese Äußerung finden Sie schrecklich. Was tun? Einerseits können Sie sich und Ihre Freunde achselzuckend trösten: „Sie ist ein Produkt ihrer Zeit, sie weiß es nicht besser." Das käme jedoch, laut Appiah, einer Geringschätzung Ihrer Großmutter gleich. Zwar gibt es tief sitzende, kulturell geprägte Gründe, warum sie so etwas sagt, aber Ihre Großmutter ist ein Mensch mit der Fähigkeit, logisch zu denken und Entscheidungen zu treffen. Wenn Sie sie respektieren und als Inhaberin von Menschenrechten betrachten, sprechen Sie mit ihr und erklären ihr, warum ihre Äußerung verletzend und falsch ist; ihre moralischen Ansichten sind keine Tatsachen.

Wenn Sie jemanden als Idioten bezeichnen oder eine Diskussion abbrechen, verhalten Sie sich insofern respektlos, als Sie Ihren Gesprächspartner als jemanden betrachten, mit dem man nicht vernünftig reden kann. Es kann ja sein, dass die Hindernisse zu groß sind und keiner von Ihnen seine Überzeugungen effektiv begründen kann, aber Appiah geht es darum, dass jede Person ein Recht auf Zweifel hat. Jeder muss Argumenten zugänglich sein, egal, wer mit wem redet. Wer streitet, sollte nach Respekt in *diesem* Sinne streben.

GRENZEN DER LOYALITÄT

Wann haben Sie sich das letzte Mal betrogen gefühlt? Denken Sie nach … haben Sie's? Ein schreckliches Gefühl, nicht wahr? Es ist wirklich erschütternd, wenn man entdeckt, dass eine Person, der man vertraute, dieses Vertrauen missbraucht hat. Die Verbindung, die Sie zu haben glaubten, wurde gekappt, vielleicht unwiederbringlich zerstört, all die Zeit, Mühe und Liebe, die Sie in diese Beziehung gesteckt haben – alles vergebens.

Verrat hat viele Gesichter. Sie können Ihren Partner betrügen, indem Sie mit anderen anbandeln; Sie können Ihr Land verraten, indem Sie Geheimnisse verkaufen; Sie können Ihre Freunde hintergehen, indem Sie hinter ihrem Rücken schlecht über sie sprechen. Sie können auch sich selbst betrügen, indem Sie die Grundsätze missachten, nach denen Sie angeblich leben.

So ein Verrat kann schmerzliche, weitreichende Folgen haben. Wenn Sie Ihren Partner betrügen, gefährden Sie nicht nur Ihre aktuelle Beziehung, sondern auch alle künftigen – wer einmal betrogen hat, tut es vielleicht wieder? Sie beschädigen Ihren Status als „vertrauenswürdige" Person. Verrat kann als Indikator für einen schwachen, unsteten Charakter ausgelegt werden.

Wegen dieser negativen Folgen haben wir viele abwertende Ausdrücke für Vertrauensbrecher: Gutwetterfreund, Wendehals, Petze, Abtrünniger, Heuchler, Denunziant … Und wegen dieser Verletzungen gehen wir davon aus, dass Loyalität gut ist.

Der amerikanische Philosoph Josiah Royce definiert in seinem Buch *The Philosophy of Loyalty* (1908) Loyalität als „willentliche und praktische und kompromisslose Hingabe eines Menschen an eine Sache". Wir können einem Ideal oder einer Institution treu sein, aber die Moralphilosophin Marcia Brown stellte jüngst heraus, dass wir den Begriff eher in Bezug auf *Menschen* verwenden. Man kann sich dem Partner gegenüber loyal verhalten und ihm, obwohl man sich zu jemand anderem hingezogen fühlt, treu bleiben. Und man kann dem Druck, den Freund zu hintergehen, widerstehen und schweigen. Solches Handeln empfinden wir als lobenswert und bezeichnen Treue und Loyalität daher als „Tugenden".

Loyalität bietet Sicherheit, die Integrität des Partners wirkt beruhigend. Und die Loyalität kommt beiden zugute, Geber wie Empfänger: Die Treue zu einem Fußballclub z. B. stärkt die Bindung zum Club. Wir identifizieren uns mit der Institution, Person oder Idee, der wir treu ergeben sind. Wenn ich aus Loyalität gegenüber meiner Familie ihre Bedürfnisse über meine stelle, liegt das auch daran, dass meine Bedürfnisse untrennbar mit den ihren verbunden sind.

Loyalität scheint also eine gute Sache zu sein. Aber ist sie wirklich eine Tugend?

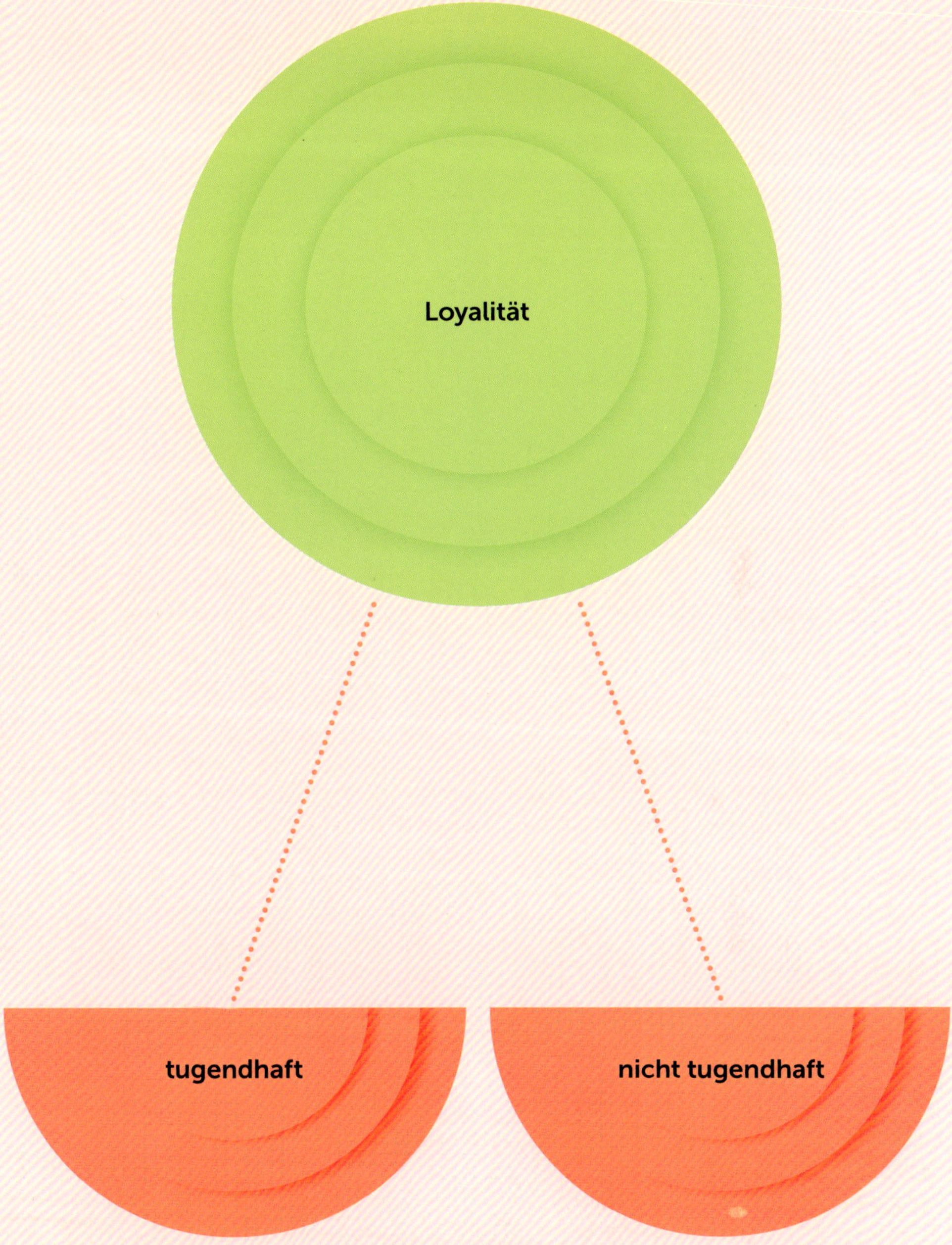
Loyalität
tugendhaft
nicht tugendhaft

LOYALITÄT

ILLOYALITÄT

DER WERT DER UNTREUE

„Loyalität beschränkt dich auf akzeptierte Meinungen. Loyalität verbietet dir, deinen andersdenkenden Kameraden Verständnis entgegenzubringen." ***Graham Greene***

„Als Erstes will ich ihnen Untreue beibringen, bis sie sich abgewöhnt haben, Loyalität als Tugend zu bezeichnen. Das wird Unabhängigkeit erzeugen." ***Mark Twain***

Es gibt, wie diese Zitate zeigen, einige Leute, die etwas zurückhaltender darin sind, Loyalität als Tugend zu bezeichnen. Der von den Schriftstellern Twain und Greene geäußerte Grundgedanke lautet: Loyalität schränkt ein. Sie untergräbt Ihre Unabhängigkeit. Sie ist eine Form der Kontrolle. Die oben genannten Beispiele zeigen die positiven Auswirkungen, aber in zahllosen Fällen sind die Ergebnisse eher zweifelhaft.

Nehmen wir z. B. Akosua. Sie hat einige Jahre hart gearbeitet und ist in eine Führungsposition aufgestiegen. Einer der Firmeninhaber, der nette alte John, hat sie dabei ein ganz klein wenig unterstützt. Eines Tages findet Akosua heraus, dass John die Firmenkreditkarte benutzt, um privat Luxusrestaurants zu besuchen. Das ist nicht in Ordnung, und sie weiß das. Soll sie es melden? Leute wie John verlassen sich typischerweise auf ein „Loyalitätsgefühl", um Untergebene zum Schweigen zu bringen. Wäre Illoyalität in dieser Situation wirklich so verwerflich?

Menschen in Machtpositionen können die Loyalität ihrer Angestellten und Mitarbeiter nutzen, um sich diese gefügig zu machen.

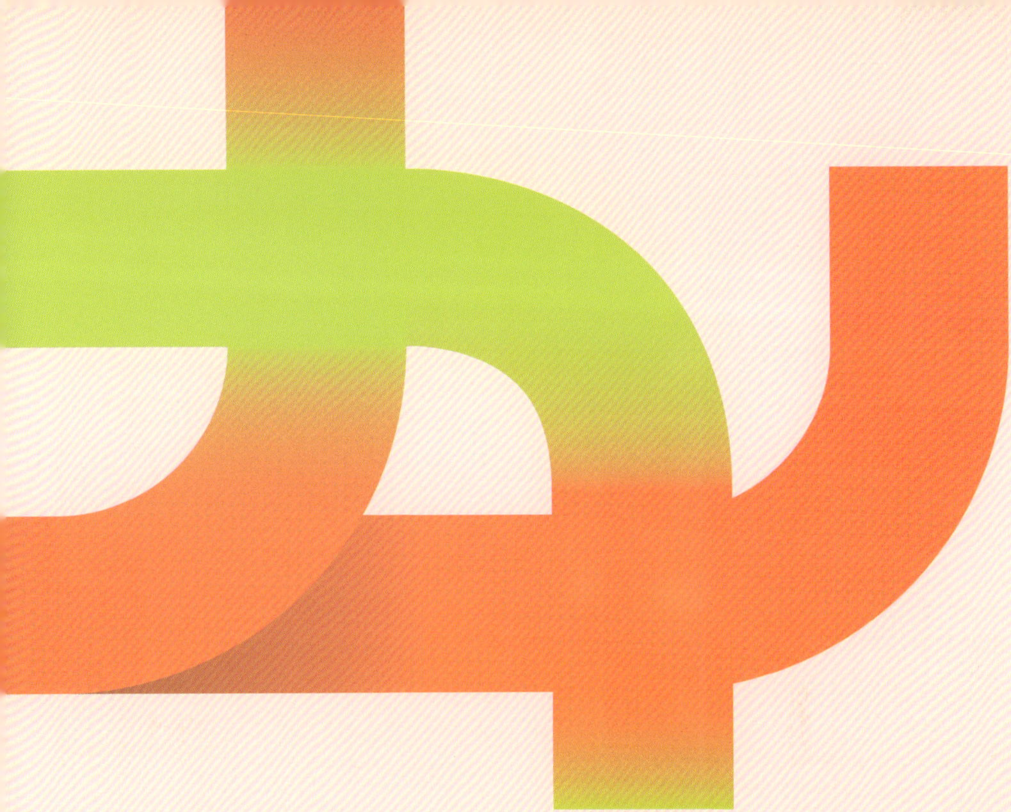

Wie Marcia Baron in *The Moral Status of Loyalty* (1984) zeigt, gibt es zahlreiche Beispiele, wo Illoyalität positive Auswirkungen hatte und dazu beitrug, kritikwürdige Institutionen zu schwächen. Vergessen wir nicht, dass es das Konzept der unbedingten Treue – zu König oder Fürst – war, welches die ungerechte feudale Gesellschaft am Leben erhielt. Und die als Verräter gebrandmarkten Whistleblower helfen mit, dass bislang gut geschützte Unternehmen, die z. B. von Sklavenarbeit profitieren, zur Rechenschaft gezogen werden. Illoyalität gegenüber Präsidenten, Königinnen und Firmenchefs kann verborgenen Machtmissbrauch aufdecken.

Loyalität, sagt Baron, kann Gerechtigkeit behindern, weil sie die Menschen abhält, Dinge infrage zu stellen. Wer sich einer Person oder Sache verpflichtet fühlt, verliert die Fähigkeit, das Objekt der Loyalität wirkungsvoll zu kritisieren. Das kann entsetzliche Folgen haben, wie man an der unerschütterlichen Befehlstreue deutscher Soldaten im Dritten Reich beobachten konnte.

Zwar kann Loyalität uns davon abhalten, böse Dinge zu tun, wie z. B. unseren Partner zu betrügen, aber sie schützt auch andere, wenn diese sich inkorrekt verhalten. Firmen können ihren zwielichtigen Geschäften nachgehen und Untergebene ausbeuten. Loyalität kann sich also sowohl positiv als auch negativ auswirken. Interessanterweise gilt das Gleiche für Illoyalität – vielleicht kann sie dann auch eine Tugend sein?

TOOLKIT

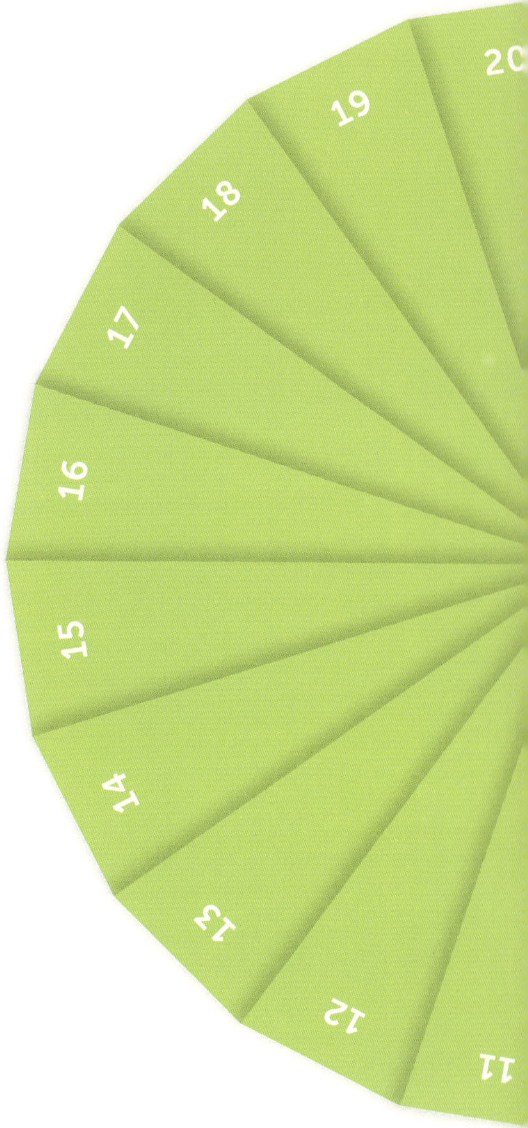

01

Die meisten Streitgespräche sind *kompetitiv* – als könne man gewinnen oder verlieren –, aber eine *kollaborative* Auseinandersetzung hat Vorteile. Zwei Gehirne sind besser als eines.

Denkaufgabe: Sind Ihre Überlegungen reiflicher, wenn Sie streiten, um zu gewinnen?

02

Wenn Sie jemanden belügen, nehmen Sie ihm die Möglichkeit, sich selbst ein vernünftiges Urteil zu bilden. Deshalb, meint Kant, sollen Sie immer die Wahrheit sagen (sogar dann, wenn ein axtschwingender Verbrecher vor Ihnen steht).

Denkaufgabe: Wenn es auf Vernunft und Denkvermögen ankommt, darf man dann jemanden belügen, der geistig schwer beeinträchtigt ist?

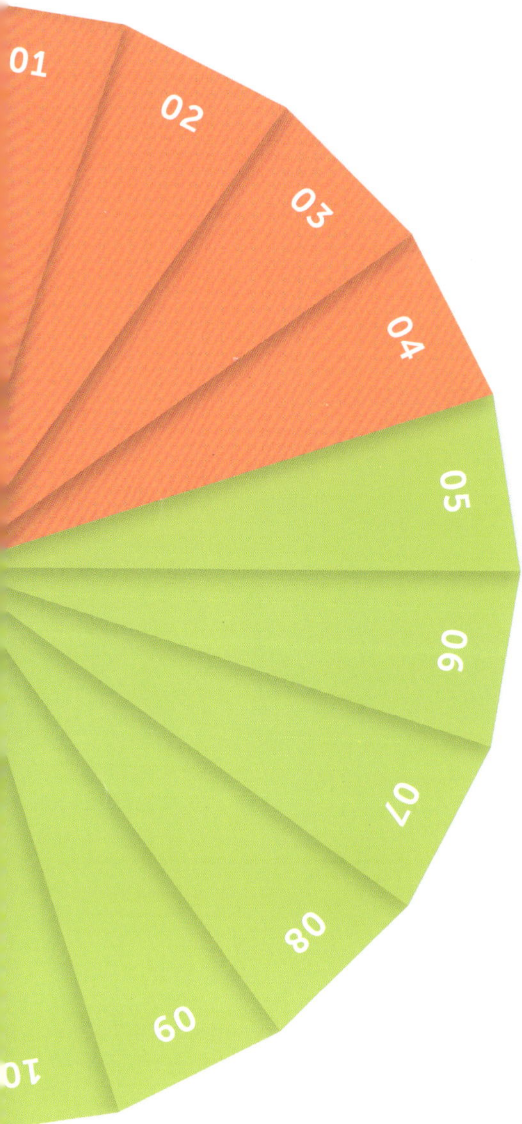

03

Respekt kann im Sinne von *Bewunderung* oder *Anerkennen der Menschenwürde* verstanden werden. Letzteres bedeutet, jemandem zuzutrauen, dass er oder sie auf vernünftige Argumente anspricht.
Denkaufgabe: Wann haben Sie das letzte Mal aufgrund eines verbohrten Fanatikers Ihre Meinung geändert?

04

Loyalität bzw. Treue kann Ihre Beziehungen zu anderen Menschen (und Fußballvereinen) verbessern, aber manchmal kann illoyales Verhalten einen wertvollen Beitrag leisten, um ausbeuterische Systeme zu entlarven.
Denkaufgabe: Kann es Fälle geben, in denen Loyalität wichtiger ist als Gerechtigkeit?

ZUR VERTIEFUNG

LESEN

Two Kinds of Respect
Stephen Darwall, *Ethics* (1977)

Kraft zum Lieben
Martin Luther King (Christl. Verlagsanstalt, 1988). Kings 1957 gehaltene Predigt „Liebet eure Feinde/Loving Your Enemies" im Original nachzulesen unter www.kingencyclopedia.stanford.edu/encyclopedia/documentsentry/doc_loving_your_enemies.1.html

Relativism, Persons, and Practices
Amelie Rorty, in: *Relativism: A Contemporary Anthology* (Colombia University Press, 2010)

ANHÖREN

„Political Distrust" (Episode 13), The UnMute Podcast
Präsentiert von Myisha Cherry, mit Meena Krishnamurthy. Der UnMute-Podcast bietet zahlreiche interessante Diskussionen (in englischer Sprache).

ANSCHAUEN

Der Fremdenlegionär (Beau Travail)
Der faszinierende, verstörende Film (Regie: Claire Denis) über das Leben in der französischen Fremdenlegion zeigt die komplexen Verwicklungen, wenn Lügen, Respekt und Loyalität einander überschneiden.

Fargo
Die schräge, schwarzhumorige US-Krimiserie beleuchtet die Lügen und Betrügereien, nachdem der Versicherungsverkäufer Lester Nygaard zum Mörder wurde.

Wi-Phi
„Wireless Philosophy" bietet kostenlosen Zugang zu Kurzfilmen über diverse politische und philosophische Themen (in englischer Sprache).

BESUCHEN

How the Light Gets In
Das weltweit größte Philosophie- und Musikfestival findet im Mai in der walisischen „Bücherstadt" Hay-On-Wye statt. Philosophen, Politiker, Schriftsteller und Musiker diskutieren über alles Mögliche von Existenzangst bis zu den Paradoxien des Zenon von Elea. Definitiv einen Besuch wert!

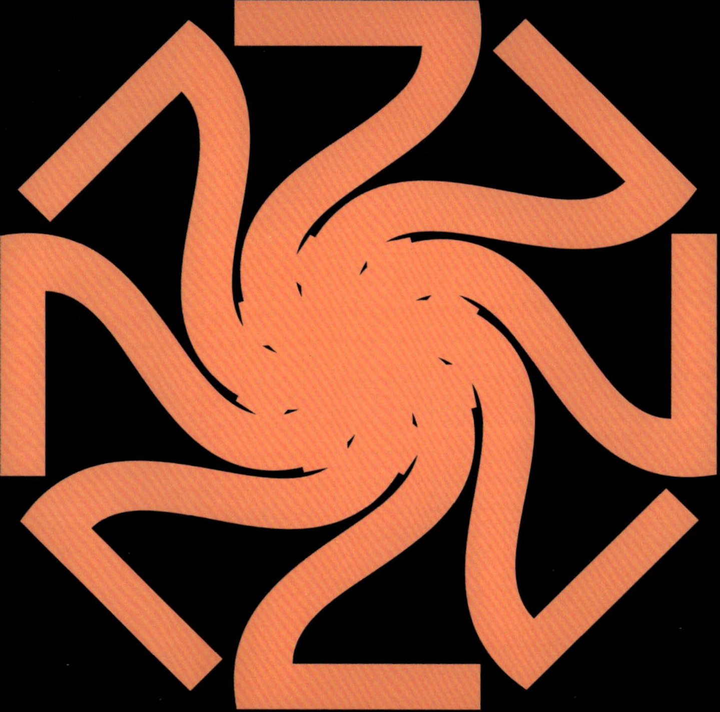

LEBENSGESTALTUNG

LEKTIONEN

05 HEIRATEN

Wie kann man seiner Liebe stärker Ausdruck verleihen, als zu heiraten? Na ja, vielleicht, indem man nicht heiratet.

06 KINDER KRIEGEN

Das Produzieren von Nachkommen scheint den Leuten Spaß zu machen, aber gibt es eine moralische Verpflichtung, für die *bereits vorhandenen* Kinder auf der Welt zu sorgen?

07 FLEISCH ESSEN

Die vegetarische Lebensweise scheint die ethische Antwort auf die Gräuel der Fleischindustrie zu sein, aber wäre vegan nicht besser? Wie gehen wir mit diesen moralischen Bedenken um?

08 EINKAUFEN

„Warenfetischismus" hat nichts mit Sex zu tun, sondern ist ein einleuchtendes Konzept, das erklärt, warum wir ständig so viel Mist kaufen.

„Das Leben besteht aus mehr, als deinen Lebensunterhalt zu verdienen, und wenn du nicht daran gewöhnt bist, darüber nachzudenken, stellst du als mittelalte Person vielleicht mit Schrecken fest, wie leer dir dein Leben erscheint."
Martha C. Nussbaum

Immer wieder stehen wir vor großen Lebensentscheidungen: Soll ich heiraten? Soll ich ein Kind bekommen? Soll ich Fleisch essen? Und vor kleineren: Soll ich die neuen Sneakers wirklich kaufen, obwohl ich meine alten kaum getragen habe? Unsere Antworten auf diese Fragen bestimmen, wie wir leben, und darum geht es im zweiten Kapitel.

Wenn wir über Heirat und Kinder nachdenken, ist die Frage meistens nicht „ob", sondern „wann". Soll ich diesen Menschen *jetzt* heiraten? Befinde ich mich in einer Lebensphase, in der ich mich um ein schreiendes Kleinkind kümmern kann? Dieses Kapitel will aber die grundsätzlichen Fragen beleuchten: Soll ich *überhaupt* heiraten? Soll ich *überhaupt* Kinder kriegen? Und, wenn ja, wie? Außerdem betrachten wir unseren alltäglichen Lebenswandel. Die meisten Menschen essen täglich Fleisch und gehen jeden Tag einkaufen. Welche ethischen Dilemmata ergeben sich daraus? Was *können* wir essen, wenn wir auf Fleisch verzichten? Und sind unsere Konsumgüter das, was sie zu sein vorgeben?

Auf den folgenden Seiten wird deutlich, dass all diese Fragen miteinander verbunden sind. Vegetarier zu sein, beeinflusst nicht nur, was ich esse, sondern auch meine Garderobe und mein Wahlverhalten. Und die Entscheidung, ein Kind zu bekommen, hat vielleicht genauso viele Auswirkungen auf die Umwelt wie Massentierhaltung. Den Gedanken, dass kein Bereich des Lebens von moralischen Bedenken ausgenommen ist, finden wir in Werken von Aristoteles bis Patricia Hill Collins. In den folgenden Lektionen sollten wir das im Kopf behalten.

HEIRATEN

Es gibt zahllose Gründe zu heiraten. Sie und Ihr Partner sind total verliebt. Sie wollen Ihre Verbindung mit einem der ältesten Rituale der Menschheitsgeschichte öffentlich machen. Und Sie mögen Steuererleichterungen – einer der vielen praktischen Vorteile, die Eheleute genießen. Weitere Pluspunkte sind ein höherer sozialer Status und bestimmte Rechte (in Bezug auf Erbschaften und Krankenhausbesuche). Auch ein Visum kann ein Heiratsgrund sein. Und denken Sie nur an das traumhafte Kleid und die legendäre Feier!

Allgemein betrachtet mögen diese Gründe überzeugend wirken, aber wie ist das im Einzelnen? Stellen Sie sich vor, Sie fragen eine Braut, warum sie heiratet, und sie antwortet: „Um Steuern zu sparen", und ihr künftiger Gatte ergänzt: „... und für mein Visum." Beides scheint nicht recht zum „Geist" der Ehe zu passen – die uralte Institution dient nur noch dazu, praktische Vorteile zu schaffen. Jemand, der einen Apfel isst, „weil er wenig Kalorien hat", könnte ebenso gut eine Reiswaffel essen. Einen Apfel des *Geschmacks* wegen zu essen, kommt uns richtiger vor.

Philosophen unterscheiden zwischen *intrinsischen* Gütern, die um ihrer selbst willen angestrebt werden, und *extrinsischen*, bei denen die Folgen im Fokus stehen. Steuern, Visa, Party und Eheringe sind *extrinsische* Güter – sie können als Gründe für eine Heirat herhalten, aber z. B. auch dazu führen, dass das Paar eine Lebenspartnerschaft eingeht; sie sind bloß Zugaben.

Die britische Philosophin Clare Chambers meint, dass die Leute vor allem deswegen heiraten, weil sie die Institution Ehe als etwas Bedeutungsvolles, Wertvolles empfinden. In ihrem Essay „The Marriage-Free State" (2003) schreibt sie:

„Vielleicht heiraten Paare, um verschiedene praktische Vorteile zu erhalten, aber den meisten Eheleuten geht es vor allem darum, ihren Beziehungsstatus zu verlautbaren. Für das Ehepaar und für die Gesellschaft insgesamt ist die symbolische Bedeutung der Heirat mindestens genauso wichtig, wie es die praktischen Aspekte sind. [...] Wenn das der Fall ist, ist es unmöglich, sich der Geschichte der Institution zu entziehen. Ihr Status als Tradition bindet die gegenwärtige Bedeutung an die Vergangenheit."

Manche Menschen glauben also, dass die Ehe einen Wert an sich hat, und ihre Bedeutung ist, laut Chambers, eine Funktion der historischen, kulturellen Prozesse, die die Tradition hervorgebracht hat. Die Hochzeitszeremonie ist ein Beispiel dafür, welch reichhaltige Sprache – symbolische Gesten und Riten – die Heirat dem Paar an die Hand gibt, damit sie sich vor der Gesellschaft und (bei entsprechend religiösen Tendenzen) vor Gott ihre gegenseitige Liebe erklären können. Diese Dinge sind fester Bestandteil der althergebrachten Tradition.

Doch was schwingt beim feierlichen „Ich will" wirklich alles mit?

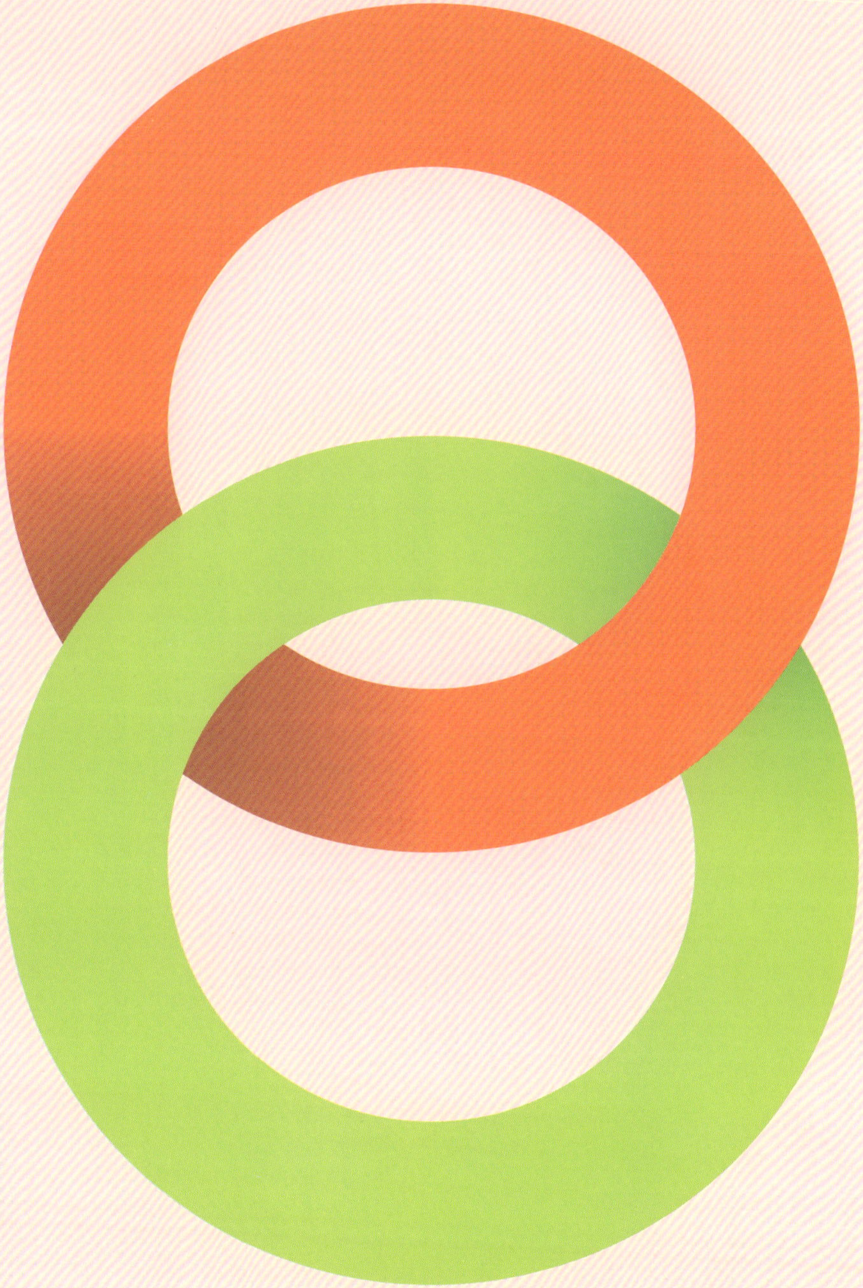

NEUE TRADITIONEN

In ihrem Essay beschreibt Clare Chambers die wechselhafte Geschichte der Institution Ehe, in deren Folge es unglücklicherweise zu zahlreichen Menschenrechtsverletzungen kam – in der Regel zulasten der Frau. Philosophen und Historiker von Simone de Beauvoir bis Ralph Wedgewood haben beschrieben, wie die Ehe von Anfang an Frauen zur austauschbaren Ware erklärt hat. Bräute dienten als Faustpfand, um vorteilhafte Verbindungen zwischen Familien zu knüpfen – und um Erben zu produzieren.

Man kann natürlich einwenden, dass die Institution heute nicht mehr so funktioniert. Die gleichgeschlechtliche Ehe ist weitgehend anerkannt, und Frauen können sogar ihren Nachnamen behalten! Früher war die ganze Angelegenheit reichlich suspekt, aber Institutionen können sich *ändern*. Dass Frauen in westlichen Demokratien kein Wahlrecht besaßen, ist noch nicht lange her, aber heute haben sie es. Kann es sich mit der Ehe nicht genauso verhalten?

Chambers' zentraler Punkt ist, dass die meisten die Ehe wegen ihrer *symbolischen Bedeutung* (und nicht wegen der praktischen Nebeneffekte) für wertvoll halten. Es geht ihnen um den Status der Ehe *als Tradition* – und genau das lenkt den Blick auf die problematische Vergangenheit der Institution.

Schauen wir uns die Symbolik einer Hochzeitszeremonie an: Der Brautvater „gibt" seine Tochter dem Bräutigam zur Frau. Normalerweise können wir nur etwas geben, das wir besitzen – Menschen fallen nicht in diese Kategorie. Der Pastor sagt zum Bräutigam: „Sie können die Braut jetzt küssen", aber die Wünsche der Braut werden nicht berücksichtigt – sie hat keine Möglichkeit abzulehnen.

Und das weiße Kleid, das die Jungfräulichkeit der Braut symbolisieren soll? Frauen sollen vor der Ehe keinen Sex haben? Wie unklug und ungerecht obendrein, da diese Regel für Männer nicht gilt. Ganz zu schweigen von der traditionellen Ausgrenzung gleichgeschlechtlicher Paare, die eng mit der heterosexuellen Ausrichtung der Hochzeitsriten verbunden ist.

Wenn zwei Menschen heiraten, weil sie diese Tradition mögen, könnte man daraus schließen, dass sie diese verstörenden symbolischen Assoziationen akzeptieren. Deswegen schlagen Philosophinnen wie Clare Chambers und Elizabeth Brake vor, unsere Einstellung zur Ehe zu überdenken. Wie der Titel ihres Essays verrät, plädiert Chambers für einen „ehefreien Staat". Durch die Schaffung neuer rechtlicher Grundlagen können wir die Nebeneffekte ganz ohne das Übermaß an Symbolik nutzen. Brake nimmt eine etwas andere Position ein. In ihrem Buch *Minimalizing Marriage* (2011) schlägt sie vor, den Begriff „Ehe" subversiv für alle legalen, liebevollen Beziehungen zwischen Volljährigen zu verwenden.

Die Ehe ist eine alte, anerkannte Institution und eine populäre, allgegenwärtige Tradition. Chambers und Brake ermutigen uns, uns selbst zu fragen: Soll das so bleiben? Und: Wodurch könnten wir sie ersetzen?

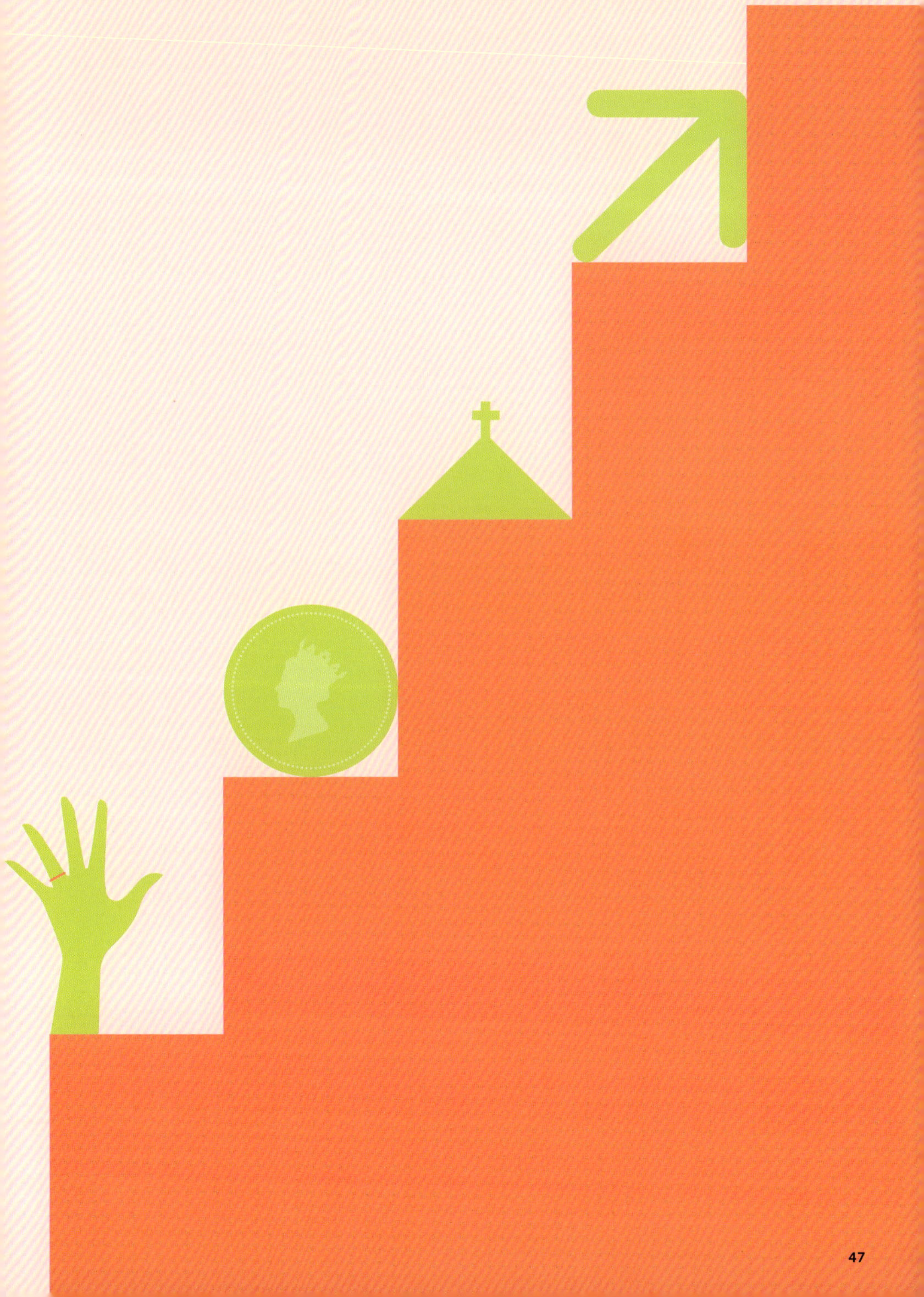

KINDER KRIEGEN

Mit ihren süßen Gesichtchen und winzigen Fingerchen können Babys unglaublich niedlich sein. Natürlich ist nicht alles an ihnen zum Dahinschmelzen – sie können weder sprechen noch selbst zur Toilette gehen und übergeben sich ständig –, aber alles in allem mögen wir kleine Kinder, viele sogar so sehr, dass sie selbst welche produzieren wollen.

Warum sind wir Menschen eigentlich so wild auf Fortpflanzung? Erstens machen wir das seit, nun ja, Ewigkeiten. Kinder sind das Ergebnis eines im Idealfall lustvollen Zeitvertreibs, und irgendwie gibt es auch eine Erwartungshaltung. Ein eigenes Kind zu bekommen, wird als ähnlich unvermeidlicher Teil des menschlichen Lebens erachtet wie der Tod. Einen Partner finden, ein Kind machen, so läuft das. Außerdem sind sie niedlich, erwähnte ich das schon?

Leute lieben Babys – und Philosophen lieben es, über sie zu sprechen.

Die Universität Southampton rief 2016 das Forschungsprojekt B.U.M.P. ins Leben mit dem Ziel, die metaphysischen Aspekte einer Schwangerschaft besser zu verstehen. Das Team um Elselijn Kingma stellt Fragen wie: Ist der Fötus Teil der Mutter? Wie ist es mit der Eizelle? Zu welchem Zeitpunkt werden Eizelle bzw. Fötus zu einer eigenständigen Einheit? Wann beginnt die Existenz eines Babys?

Dann gibt es da noch den epistemologischen Blickwinkel: Welche Fragen werfen Schwangerschaft und Fortpflanzung für den Erkenntnisgewinn auf? In ihrer Abhandlung „Mother Knows Best" legt Fiona Woollard überzeugend dar, dass Frauen, die eine Schwangerschaft erlebt haben, über privilegiertes Wissen verfügen. Woollard erklärt, die Phänomenologie dieses Ereignisses sei speziell. Dieses Gefühl, zwei verschiedene Herzschläge in sich zu tragen, sei mit nichts zu vergleichen. Schwangerschaft sei eine bewusstseinserweiternde Erfahrung.

Die Epistemologie der Schwangerschaft führt uns zum Gebiet der Ethik. Eine zentrale These in Woollards Abhandlung lautet, dass Müttern aufgrund ihrer einzigartigen Perspektive ein besonderes Mitbestimmungsrecht bei politischen Debatten über Schwangerschaft zustehen müsse. Diese Frauen verfügen über elementares Wissen, das anderen Leuten fehlt. Das wirkt sich auf die Abtreibungsdebatte aus: Wie kann jemand, der nicht weiß, wie es ist, schwanger zu sein, eine Frau auffordern, gegen ihren Willen schwanger zu bleiben? Wie können Männer sich überhaupt eine Meinung zu solchen Dingen anmaßen?

Weltweit werden jeden Tag etwa 353.000 Kinder geboren – vielleicht vergisst man manchmal, wie wundervoll und faszinierend das eigentlich ist. Während Sie das lesen, kommen pausenlos Kinder zur Welt! Irgendwie eine überwältigende Vorstellung, oder?

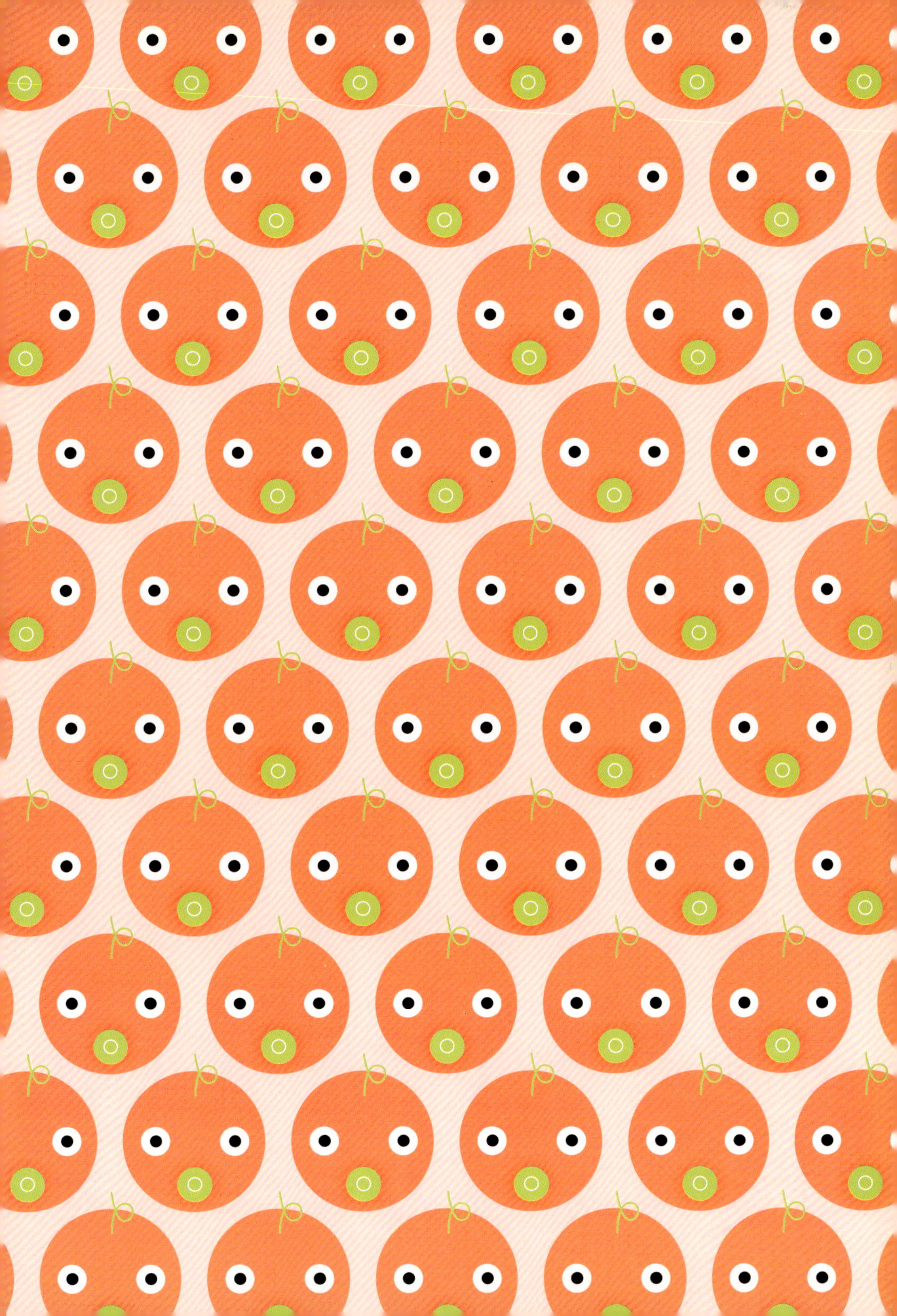

EXISTENZPROBLEME

Babys sind niedlich, und Schwangerschaft ist offenbar ein philosophisch spannendes Thema, aber wirft die biologische Zeugung eines Kindes auch moralische Fragen auf? Die Philosophen Tina Rulli und David Benatar und der Queer-Theoretiker Lee Edelman würden dies bejahen.

In seinem Buch *No Future* (2004) behauptet Edelman, unsere Gründe zur Fortpflanzung hätten wenig mit dem Baby selbst zu tun. Warum wünschen Sie sich ein eigenes Kind? Babys sind entzückend, sagen Sie vielleicht, und ein Sohn oder eine Tochter geben dem Leben einen Sinn, verändern den Blick auf die Welt. Ein Kind zu bekommen, ist auch ein Ausdruck der Liebe zum Partner. Alles schön und gut, aber diese Gründe *instrumentalisieren* das Kind, es soll einem Zweck dienen: Ihr Leben verbessern oder das Ihres Partners oder der ganzen Gesellschaft.

Wenn wir uns eigene Kinder wünschen, können wir nicht anders, als instrumentell über sie nachzudenken. Warum? *Weil sie nicht existieren* (mehr zum Thema Existenz in Kapitel 3). Ihre Hoffnungen und Bedürfnisse können in unserem Wunsch nach Fortpflanzung keine Rolle spielen, weil nicht existierende Dinge keine Hoffnungen und Bedürfnisse haben. Stellen Sie sich vor, werdende Eltern würden Ihnen erzählen, was ihr künftiges Baby vom Leben erwarten wird. Das würde sich seltsam anfühlen, weil nichts da ist, dem diese Wünsche zugeschrieben werden können. Stattdessen stehen daher die Hoffnungen und Bedürfnisse der existierenden Dinge (wie uns selbst) im Fokus.

Tina Rulli, Philosophin an der University of California, regt an, wir sollten mehr über die *bereits existierenden* Kinder nachdenken. In ihrem Artikel „The Ethics of Procreation and Adoption" (2016) weist sie darauf hin, dass es zahllose Kinder gibt, deren Leben Sie als Adoptiv- oder Pflegeeltern durch das stabile Zuhause, das Sie Ihrem noch nicht existierenden Nachwuchs bieten würden, unendlich verbessern könnten. Rulli erklärt, es gebe die relativ unumstrittene moralische Pflicht, sich zunächst um jene Menschen zu kümmern, die bereits leiden, bevor man neue Menschen in die Welt setzt, in die man diese Energien investiert. Wenn da ein unglückliches Baby ist und Sie ihm helfen können, warum sollten Sie ein neues Baby zeugen?

Eine wichtige Frage, auch wenn es in dieser Debatte weitere Dimensionen zu beachten gilt: Warum wollen Sie lieber biologische Nachkommen als adoptierte? Ist es wichtig, dass das Kind Ihnen ähnlich sieht? Wegen der natürlichen Neigung zur Fortpflanzung? Haben Sie Sorge, Pflegekinder könnten „geschädigt" sein? Übertrumpfen diese Gründe Rullis moralische Maxime, dass es besser ist, sich um die Lebenden zu kümmern, als neue Liebesempfänger zu zeugen?

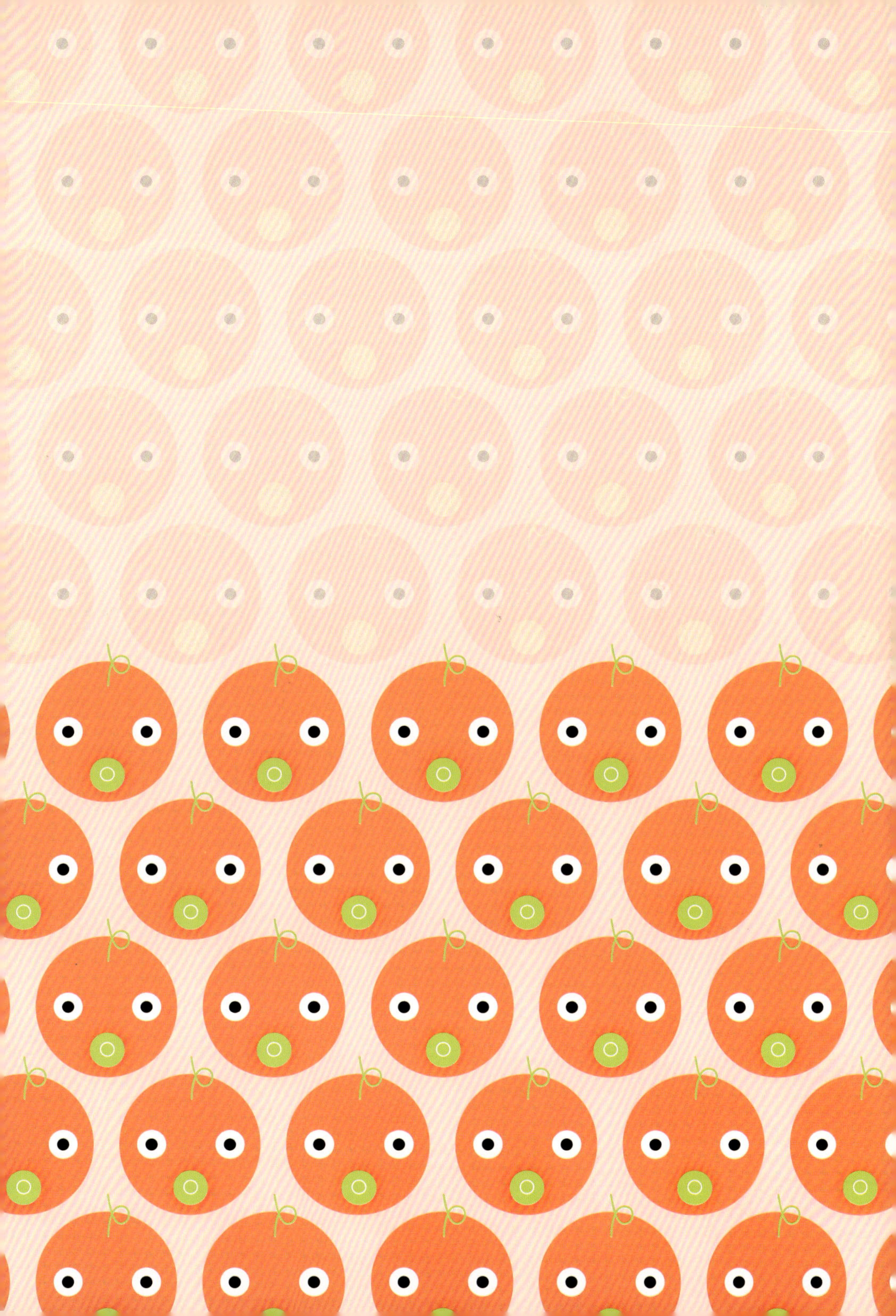

KANN MAN
ERWARTEN,
ZU TUN,
UNMÖGLICH

VON IHNEN
ETWAS
DAS
IST?

FLEISCH ESSEN

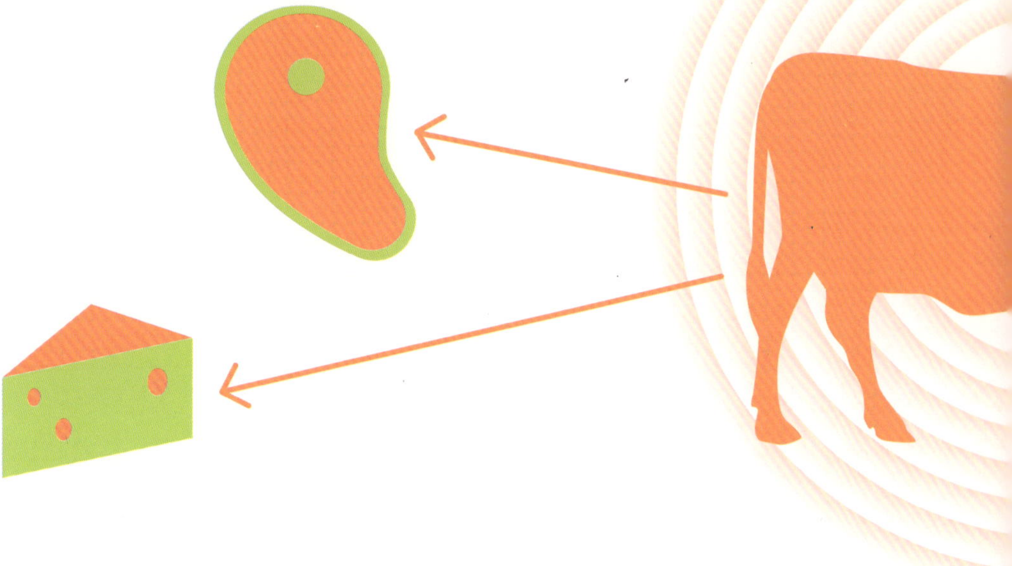

In den 1970er-Jahren schrieb der australische Moralphilosoph Peter Singer ein Buch namens *Animal Liberation. Die Befreiung der Tiere*, das rasch zu einem der bekanntesten und einflussreichsten philosophischen Texte des 20. Jahrhunderts avancierte. Einer der Gründe hierfür war eine Debatte über Hamburger (das Fastfood, nicht die Einwohner der Hansestadt).

Natürlich ging es auch um andere beliebte Lebensmittel wie Chicken Nuggets, Gänsebraten, Kaviar, Koteletts und Schnitzel. Der Autor kommt zu dem Schluss, dass wir aufhören sollten, Fleisch zu essen.

Singer beruft sich auf einen Sozialreformer des 18. Jahrhunderts, Jeremy Bentham, der als Begründer der philosophischen Bewegung des *Utilitarismus* gilt. Der zentrale utilitaristische Grundsatz, auf den Singer sich bezieht, lautet: Handele so, dass *das Wohlergehen aller Betroffenen maximiert* und *das Leiden minimiert* wird. Klingt nach einer ziemlich unkomplizierten Faustregel: Leiden ist falsch – es zu verringern, scheint eine gute Idee zu sein.

Singers Leistung bestand darin, dieses Moralprinzip mit einer Kritik des *Speziesismus* zu verbinden, also der Tatsache, dass bestimmte Spezies (*Homo sapiens*) andere Spezies moralisch diskriminieren. Singer war von der Vorstellung der Algonkin- und der Iñupiaq-Kultur fasziniert, dass der Mensch, genauso wie andere Tiere, Teil des natürlichen Kontinuums ist. Wir haben, so Singer, keinen *wirklichen* Grund, uns für privilegiert zu halten, nur weil wir einer bestimmten Spe-

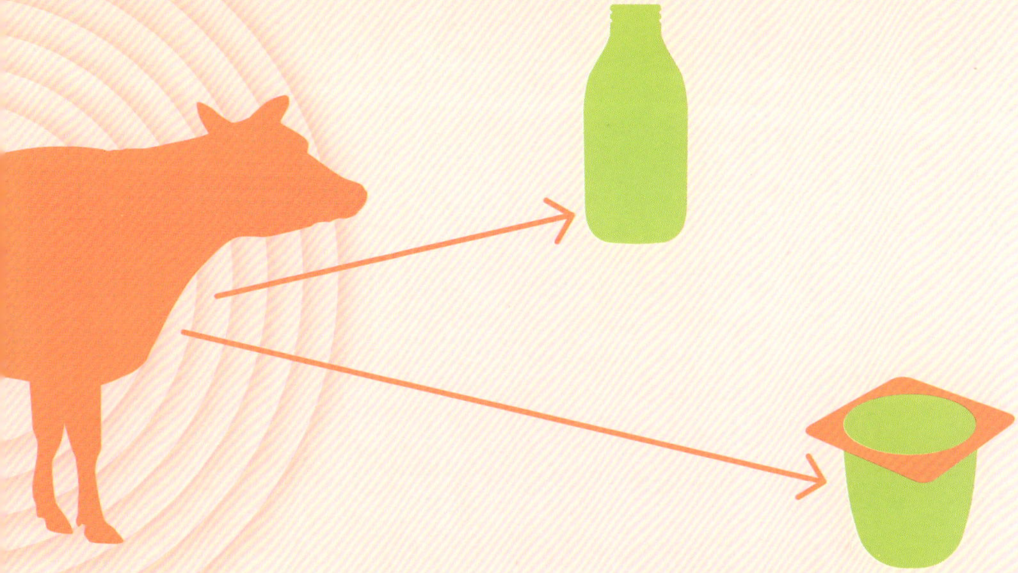

zies angehören. Und dies gelte insbesondere auch für den moralischen Bereich.

Er schlussfolgert, dass nicht menschliche Tiere nicht wie „Aufziehuhren" behandelt werden sollten (egal was Descartes sagt), denn sie fühlen *Schmerz*, sie fühlen *Freude*, können *leiden*. Und ihr Leidensvermögen ist moralisch relevant. Wenn wir unsere utilitaristische Gleichung aufstellen und das Gute und Schlechte zusammenrechnen, müssen wir auch das Leiden der Kühe und Schafe und all der anderen Kreaturen, die wir essen, einkalkulieren.

Laut Bentham ist die Frage nicht: „Können sie logisch denken?", sondern: „Können sie leiden?" Die Antwort ist nach Singers Auffassung ein mitfühlendes *JA*. Dem kann man nur schwer widersprechen. Viele von uns haben die grausigen Dokumentationen über Fleischerzeugung, Fischzucht, Legebatterien und Schlachthöfe gesehen. Natürlich ziehen wir einen gewissen Lustgewinn aus dem Verzehr von Fleisch – aber nicht annähernd genug, um damit den verrohten Umgang mit nicht menschlichen Tieren zu rechtfertigen!

Es gibt Pro- und Kontra-Argumente zu Singers Position, und die von ihm angestoßene Debatte hat, so sagt er selbst, viel weniger bewirkt als gehofft (man muss sich nur die Wachstumsraten der Fastfood-Industrie anschauen). Dennoch haben die in *Animal Liberation* formulierten Ideen wenig von ihrer Überzeugungskraft eingebüßt – es ist nach wie vor verstörend, wie leicht es uns fällt, andere Lebewesen von unseren moralischen Bemessungen auszuschließen.

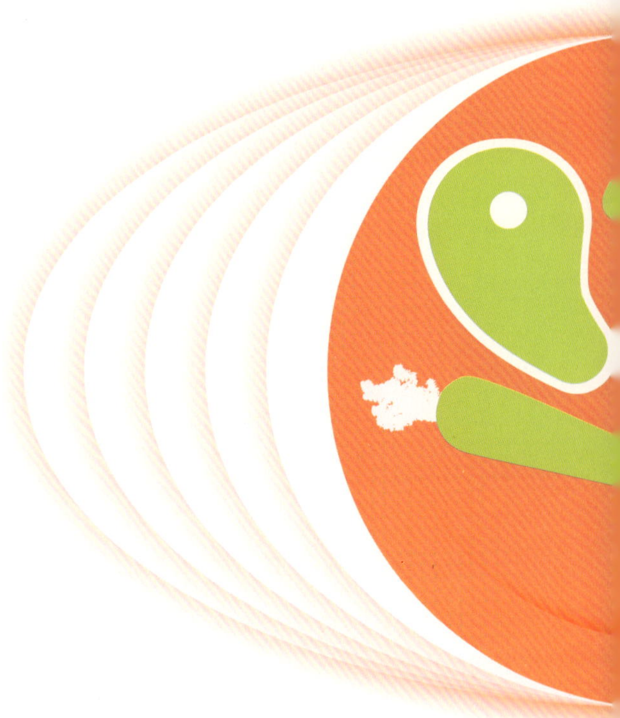

WIESO SIND SIE KEIN VEGANER?

Eine Frage, die Vegetariern häufig gestellt wird, lautet: *Wieso sind Sie kein Veganer?* Eine, wie ich finde, ziemlich ärgerliche Frage, aber, wie so viele ärgerliche Dinge, leider auch ein wichtiger Punkt. Das utilitaristische Prinzip, das uns zu Vegetariern machen kann, geht nämlich noch weiter.

Die Milchindustrie ist – gemäß Singers Argumentation – fast genauso schlimm wie die Fleischindustrie. Kühe geben nur Milch, nachdem sie ein Kalb geboren haben, müssen also jedes Jahr aufs Neue kalben. *Jedes Jahr!* Können Sie sich das vorstellen? Außerdem werden alle männlichen Kälber getötet und (bestenfalls) zu Hackfleisch verarbeitet (und schlimmstenfalls ... fragen wir besser nicht). Wenn ich Tierleid minimieren will, muss ich aufhören, Milch zu trinken und Käse und Joghurt zu essen.

Und damit ist das Problem nicht gelöst. Veganer benötigen Eiweiß, und da sie auf Käse und Fleisch verzichten, decken sie ihren täglichen Eiweißbedarf unter anderem durch Nüsse. Doch die Nussindustrie ist ähnlich problematisch wie die Fleisch- und Milchindustrie. Der Mandelanbau z. B. benötigt riesige Wassermengen, und durch die verstärkte Entnahme sinkt der Grundwasserspiegel, was in den betroffenen Gebieten zu Dürren führt. Darüber hinaus wachsen Mandeln nicht in jedem Klima und müssen über weite Strecken transportiert werden – was wiederum aufgrund der Emissionen von Flugzeugen und Schiffen zur Erderwärmung beiträgt.

Wenn Sie sich beim Ethik-Buffet zu viel auf Ihren Teller gehäuft haben, hilft das von der britischen Philosophin Onora O'Neill formulierte Prinzip: *Sollen impliziert Können.* Wir wollen gute Menschen sein. Wir haben Moralkodizes, die uns sagen, was wir tun

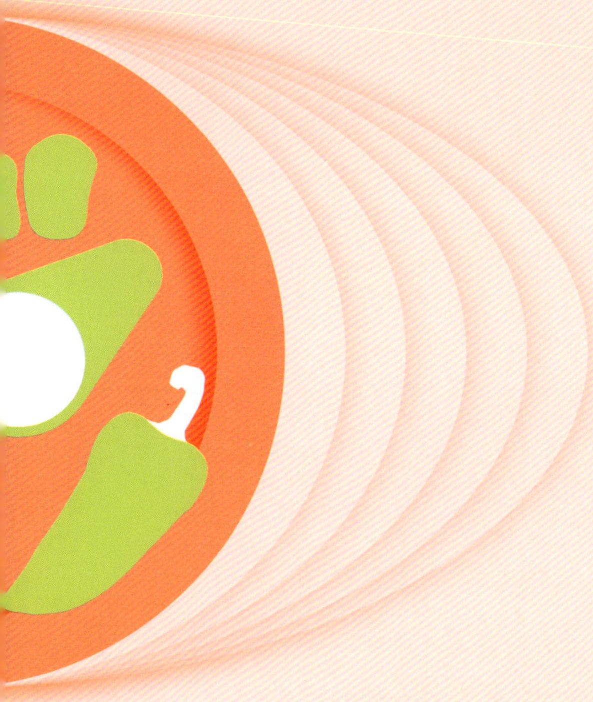

sollen. Aber die Anregung, keine Tiere mehr zu quälen, ergibt nur dann Sinn, wenn es uns *möglich* ist, Tieren nicht mehr zu schaden. Man kann nicht von uns erwarten, Dinge zu tun, zu denen wir nicht in der Lage sind.

Angesichts der Größe der Weltbevölkerung und der Tatsache, dass wir die meisten Dinge, die wir essen, tragen und benutzen, in Geschäften kaufen, ist es schwierig (wenn nicht unmöglich), Tierleid als Nebenwirkung eines Herstellungsprozesses gänzlich auszuschließen. Die Kausalketten bei der Herstellung all unserer Produkte komplett nachzuvollziehen, wäre ein Vollzeitjob.

Das heißt jedoch nicht, dass wir aufgeben sollten. Die wunderbare Ruth Barcan Marcus beschreibt in ihrem Essay „Moral Dilemmas and Consistency" (1980) ein „regulatives Prinzip zweiter Ordnung": Statt sich bei dem – vergeblichen – Versuch, alle moralischen Forderungen zu erfüllen, zu verausgaben (und ein moralisches Burn-out zu erleiden), liegt es in unserer Verantwortung, uns in die Lage zu versetzen, diese Themen anzugehen. Wir wollen nicht die Verursacher unendlichen Tierleides sein, verfügen aber nur über begrenzte Ressourcen, um dieses Leid zu verhindern. Marcus rät, diese Ressourcen klug einzusetzen und auf Praktikabilität zu achten, damit moralisches Handeln nachhaltig werden kann.

Ein moralisches Leben zu führen, heißt nicht nur zu entscheiden, was man tut und unterlässt. Es geht darum, die ganze Lebensweise mit diesem Anliegen in Einklang zu bringen. Nicht alles ist sofort umsetzbar. Vielleicht finden Sie vegan besser als vegetarisch, aber es dauert einige Zeit, die beste Hafermilch etc. zu entdecken und dieses Ziel schließlich zu erreichen.

EINKAUFEN

„Eine Ware scheint auf den ersten Blick ein selbstverständliches, triviales Ding. Ihre Analyse ergibt, dass sie ein sehr vertracktes Ding ist, voll metaphysischer Spitzfindigkeit und theologischer Mucken."

Das ist Marx. Karl, nicht Groucho. Er meint die iPads und Sofas und Frisbees und Nikolausmützen und Figuren aus dem Überraschungsei und auch die Überraschungseier selbst. *Waren* sind für ihn all die alltäglichen Gegenstände, die wir in unsere Wohnungen und auf unsere Schreibtische stellen.

Marx hat viel Zeit damit verbracht, über diese offensichtlich trivialen Objekte nachzudenken. Obiges Zitat stammt aus dem ersten Kapitel seines monumentalen Hauptwerks *Das Kapital: Kritik der politischen Ökonomie* (1867), in dem er die Wirtschaftsmodelle beschreibt, auf denen die kapitalistische Gesellschaft aufbaut. Für unsere Zwecke konzentrieren wir uns auf seine Sicht auf die besagten „trivialen" Dinge.

Eine Ware ist, vereinfacht gesagt, etwas, das man kaufen kann und das mithilfe von menschlicher Arbeitskraft hergestellt wurde. Eine reichlich schwammige Definition, nicht wahr? Tassen und Untertassen fallen genauso in diese Kategorie wie Computerprogramme und abstraktere Dinge wie eine Stunde mit einem Unternehmensberater oder eine Pauschalreise auf die Malediven.

Marx unterscheidet bei Waren zwei Eigenschaften. Auf der einen Seite besitzen sie einen „Gebrauchswert". Der Gebrauchswert eines Kochlöffels z. B. bezieht sich auf das, was man mit ihm tun kann (z. B. umrühren). Andererseits haben Waren auch einen „Tauschwert". Wogegen kann ich einen Kochlöffel tauschen? Früher hat man vielleicht einen schön geschnitzten Löffel gegen eine Ente oder ein paar Rüben getauscht. Heutzutage tauschen wir ihn eher gegen eine Stunde Schufterei in Form von Geld: Sie bekommen einen bestimmten Betrag für Ihre Arbeit und verwenden das Geld, um einen schönen Löffel zu kaufen.

Für Marx liegt in einer kapitalistischen Wirtschaft der Fokus vor allem auf dem Tauschwert. Kapitalisten interessieren sich nicht besonders dafür, was das für ein Objekt ist oder wofür man es verwendet, sondern wogegen man es eintauschen kann und ob es Gewinn abwirft. Der Markt ist eher auf das Erzielen von Profit ausgerichtet als auf die Herstellung nützlicher Gegenstände – das ist wahrscheinlich der Grund dafür, dass wir ständig von viel zu viel Zeug umgeben sind.

Marx sagt, Ware erscheine auf den ersten Blick „trivial“ und „selbstverständlich“. Nehmen wir z. B. dieses Buch: Sie haben schon viele Bücher gesehen, und als Objekt an sich birgt es, unabhängig vom Inhalt, wenig Faszination für Sie. Ungewöhnlich finden Sie es sicher nicht. Das Gleiche gilt für Tische, Stühle usw. Waren sind für uns alltägliche Gegenstände.

Doch dann sagt Marx, diese Dinge seien voll „metaphysischer Spitzfindigkeit und theologischer Mucken“. Sie sind viel geheimnisvoller, als sie zunächst scheinen. Diesen Gedanken fasst er mit dem Begriff des „Fetischcharakters“ der Ware zusammen.

Normalerweise verbinden wir das Wort „Fetisch“ eher mit sexuellen Praktiken, aber bei Marx kommt das Konzept des „Fetischismus“ aus dem ethnografischen und anthropologischen Diskurs. Es bezieht sich auf die Art und Weise, wie bestimmten Objekten – wie Totems oder Amuletten – übernatürliche Kräfte zugeschrieben werden. Doch welche Kräfte besitzen Waren? Welche rätselhafte Magie hat von unseren Besitztümern Besitz ergriffen?

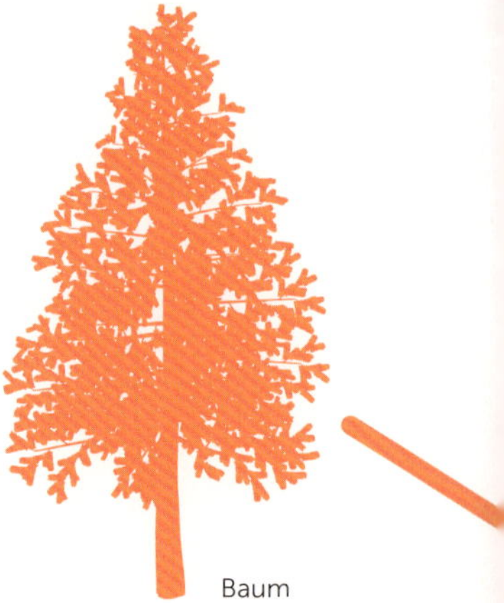

Baum

DEN SCHLEIER LÜFTEN

Waren scheinen wie von Zauberhand *aus dem Nichts aufzutauchen*. Sie stehen im Regal, als hätten sie sich just in dieser Sekunde materialisiert. Wir wissen natürlich, dass die Läden beliefert werden, aber weiter denken wir selten. Normalerweise haben wir keinen Kontakt zu den *Herstellern* einer Ware. Wir sehen sie nicht und tauschen nichts direkt mit ihnen aus. Die Zeiten von Rüben-gegen-Kochlöffel sind lange vorbei. Meistens ist es sogar so, dass eine Ware (z. B. Ihre Armbanduhr) von einer großen Anzahl von Menschen hergestellt wird, und auch diese Hersteller bekommen einander selten bis nie zu Gesicht.

Betrachten wir doch einmal die Materialien, die zur Herstellung dieses Buches nötig waren: das Papier, das durch Bleiche weiß wird, Leim, der den Buchrücken zusammenhält, Tinte für die Schrift und Kunststoff für den Glanzeffekt des Einbands. All das stammt aus unterschiedlichen Quellen, und doch nehmen wir das Buch als ein *einzelnes, einheitliches Objekt* wahr. Tatsächlich soll es auch genau so wirken. Die Hersteller haben viel Energie darauf verwendet, die Produktionsspuren unsichtbar zu machen.

Wir denken bei Büchern nicht darüber nach, dass sie von Menschen hergestellt wurden. Wenn Sie das hier lesen, machen Sie sich sicher keine Gedanken darüber, wie viele Stunden ich für diese Texte am Schreibtisch saß oder wie hoch mein Verdienst ist; ebenso wenig über die Arbeitsbedingungen der Designer, Redakteure, Drucker und Verleger, der Förster, die dafür sorgen, dass die Bäume gefällt werden, aus denen das Papier gemacht wird, oder der Chemiker, die die Pigmente für die Tinte herstellen. Diese Aspekte des Buches sind gut versteckt und tragen, so Marx, zum „mystischen Charakter der Ware“ bei. Wir sehen sie nicht als das Ergebnis menschlicher Arbeitskraft, machen uns die Arbeitsbedingungen der Menschen nicht bewusst.

Mit echter Magie hat „Warenfetischismus“ freilich wenig zu tun. Es ist wie bei David Copperfield: Die Produzenten sind nicht *wirklich* unsichtbar, es ist ein Trick. Ausbeutung ist real. In *Das Kapital* (1867) versuchte Marx, den Schleier zu lüften und uns zu zeigen, wie wir betrogen werden. Denken Sie beim nächsten Kauf über den Gebrauchs- und Tauschwert nach und die Menschen, die dafür gesorgt haben, dass dieses Objekt existiert.

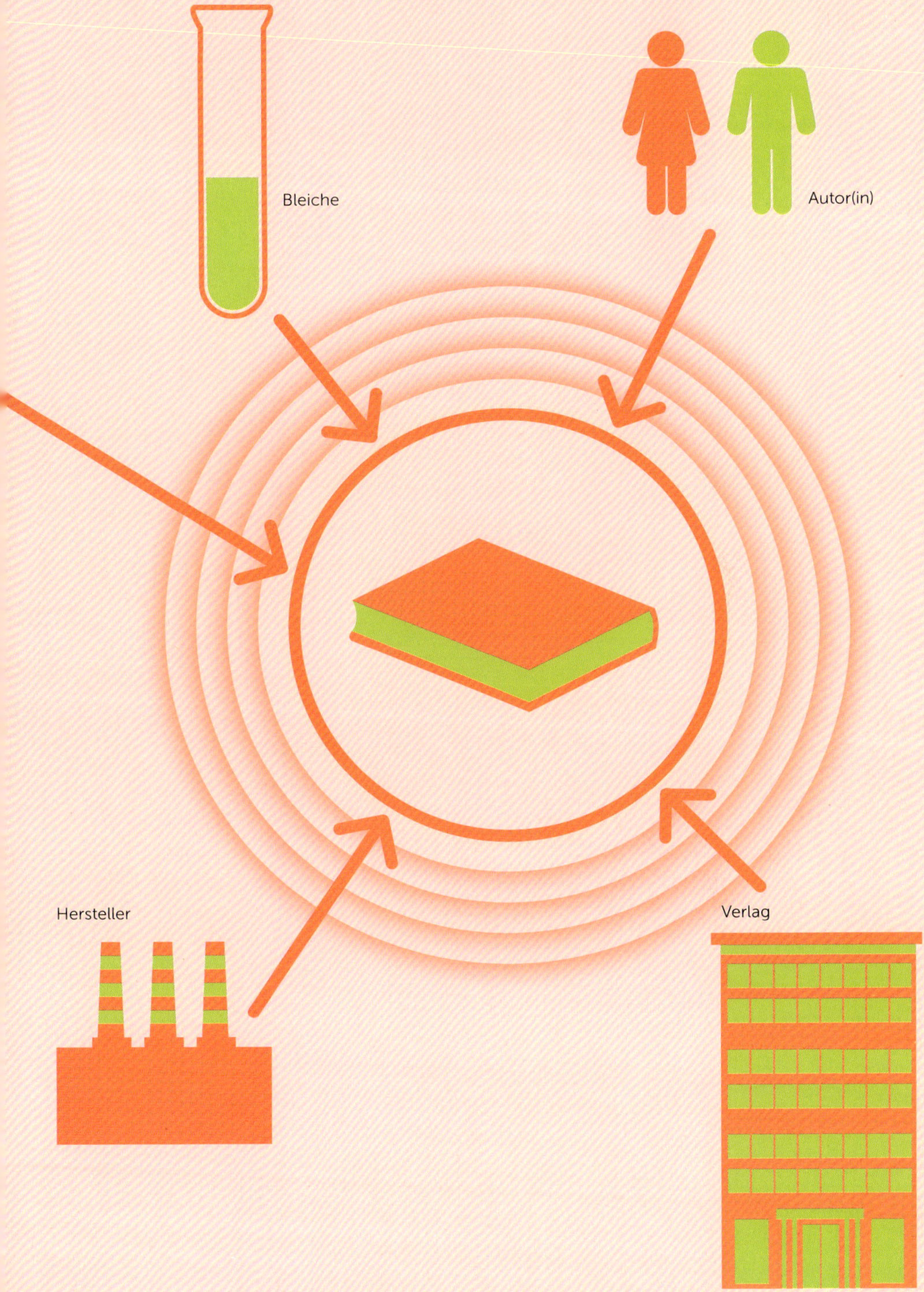
Bleiche
Autor(in)
Hersteller
Verlag

TOOLKIT

05

Die Institution Ehe blickt auf eine verstörende Geschichte zurück. Wenn wir die Ehe als Tradition feiern, feiern wir irgendwie auch ihre unrühmliche Vergangenheit mit.
Denkaufgabe: Gibt es Traditionen *ohne* beunruhigende Vergangenheit?

06

Kinder zu bekommen, ist eine wunderbare, bewusstseinserweiternde Erfahrung, aber es könnte sein, dass wir moralisch verpflichtet sind, uns zunächst um die *existierenden Kinder* zu kümmern, statt *neue* in die Welt zu setzen.
Denkaufgabe: Bedeutet das, die Menschen sollen aufhören, Kinder zu bekommen?

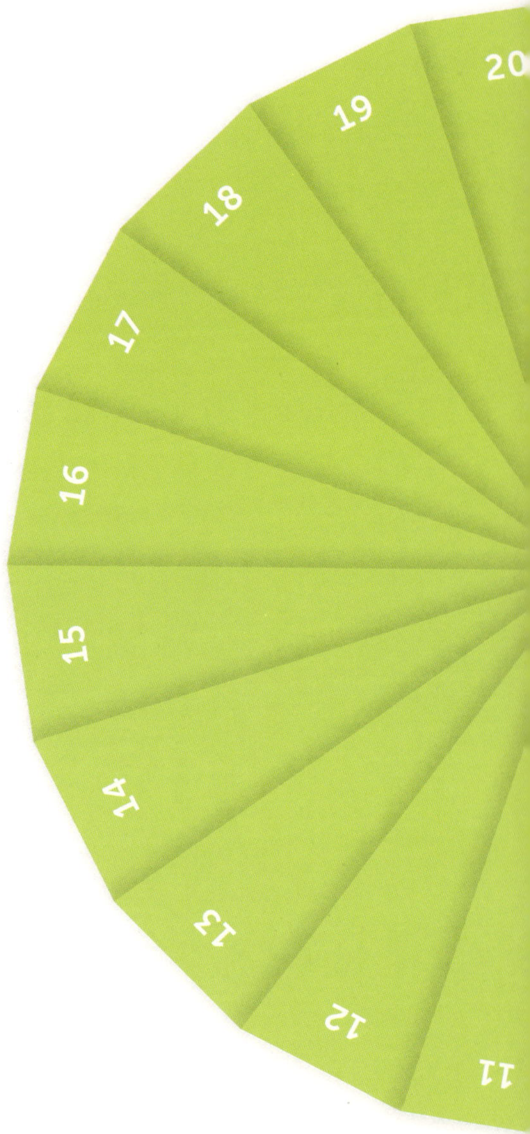

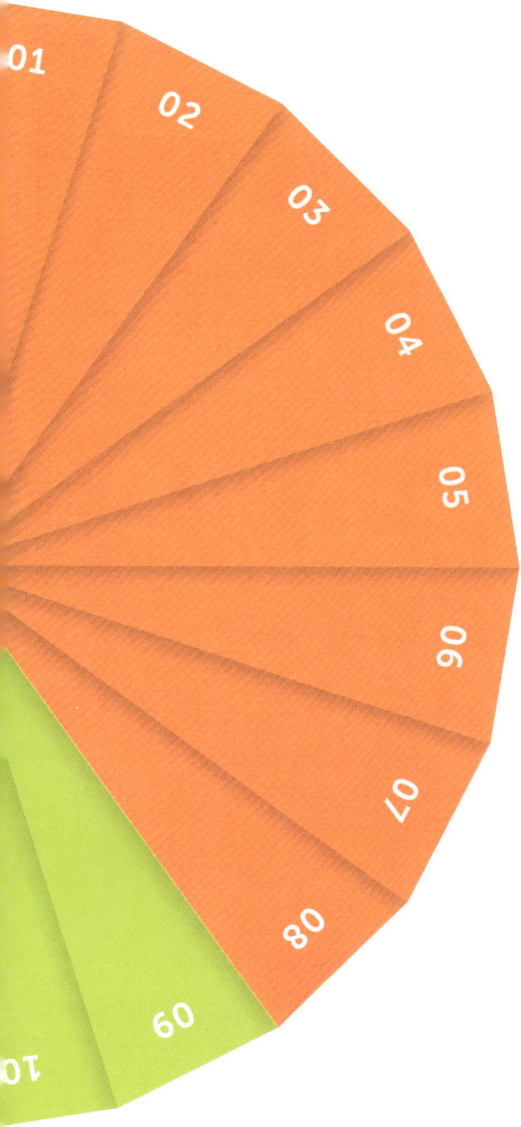

07

Das Leiden der Tiere bringt uns dazu, unsere Essgewohnheiten zu ändern. Um von der Fülle an ethischen Anforderungen nicht überwältigt zu werden, müssen wir unsere begrenzten persönlichen Ressourcen akzeptieren und diese sinnvoll einsetzen.
Denkaufgabe: Können Sie sich einen Grund vorstellen, der bewirken würde, dass Ihnen Ungerechtigkeit gleichgültig wäre?

08

Durch unsere Fixierung auf die Ware und das Ignorieren der Produktionsmittel neigen wird dazu zu vergessen, dass viele unserer alltäglichen Anschaffungen das Ergebnis ausbeuterischer Arbeit sind.
Denkaufgabe: Was können Sie tun, um „besser" einzukaufen?

ZUR VERTIEFUNG

LESEN

Tiere essen
Jonathan Safran Foer (Fischer TB, 2013)

Gleichheit ohne Gleichgültigkeit. Politische Philosophie und individuelles Verhalten
G. A. Cohen (Rotbuch-Verlag, 2001)

„Exploitation"
Nancy Holmstrom, *Canadian Journal of Philosophy* (1977)

ANSCHAUEN

The Spectre of Marxism
Tiefgründige BBC-Doku aus dem Jahr 1983. Stuart Hall beleuchtet Karl Marx und die Geschichte des Marxismus.

Carnage
Das Dokudrama des britischen Komikers Simon Amstell spielt im Jahr 2067 und thematisiert die Auswirkungen des Fleischkonsums auf das 21. (und 22.) Jahrhundert.

ANHÖREN

„The Morality of Parental Rights",
The Moral Maze
Live-Debatten zu politischen Themen des britischen Radiosenders BBC Radio 4, präsentiert von Michael Buerk, mit Ed Condon, Raanan Gillon, Carol Iddon und Dominic Wilkinson. Hier kommen interessante Philosophen zu Wort.

BESUCHEN

phil.cologne
Zum größten Philosophie-Festival der Welt kommen seit 2012 jedes Jahr im Juni bis zu 12.000 Besucher nach Köln, um nationale und internationale Denker bei Diskussionen, Vorträgen und Streitgesprächen zu erleben.

Festival of Questions
Im Rahmen des berühmten Melbourne Festival versammelt das „Festival der Fragen" Politiker, Philosophen und Komiker, um (teils provokant) über wichtige Probleme des 21. Jahrhunderts zu diskutieren.

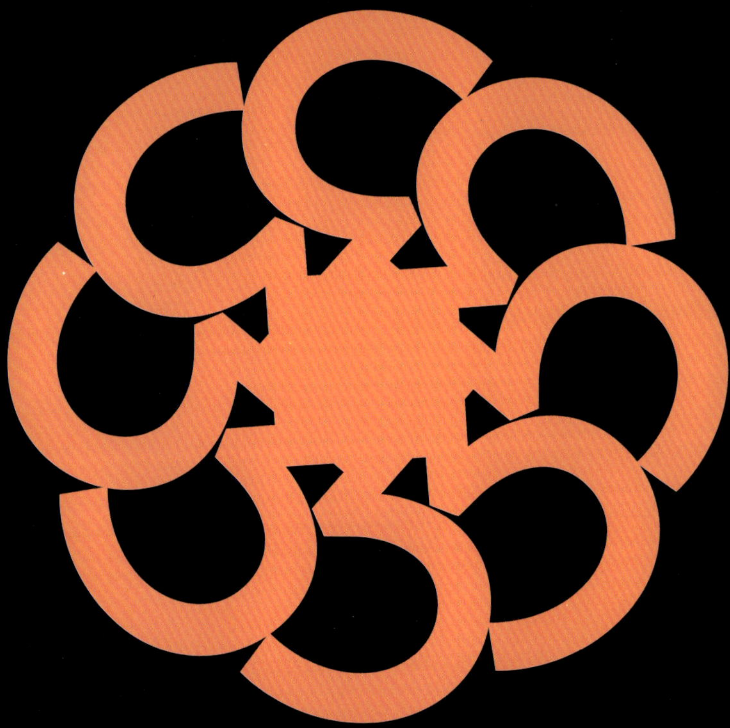

SELBSTHILFE

LEKTIONEN

09 WEITERLEBEN
Wir werden alle sterben! Aber was bedeutet das in metaphysischer Hinsicht?

10 DAS WAHRE ICH
Wer sind Sie *wirklich*? Genauer gesagt: *Was* sind Sie? Ein unabhängiges Individuum ... oder etwas weniger Greifbares?

11 DER UMGANG MIT DEM TOD
Kann der Verstand uns helfen, über den Tod geliebter Menschen hinwegzukommen? Vor allem: *Sollte* er?

12 TOD UND STEUERN
Was ist das liberale Selbst? Und warum zahlt es nicht gerne Steuern?

„Wir entwickeln uns innerhalb eines Vokabulars, das wir nicht selbst gewählt haben und das wir manchmal ausmustern oder aktiv neu erfinden müssen."
Judith Butler

Was glauben Sie eigentlich, wer Sie sind? Und vor allem: *Was* sind Sie Ihrer Meinung nach? In diesem Kapitel werfen wir einen Blick auf die Wesen, für die wir uns selbst halten. Sind wir *Tiere? Personen?* Was ist mit unserem *Selbst*? Wir betrachten auch einige der Themen, die diese Wesen beschäftigen (allen voran: der Tod!), und wie wir am besten mit ihnen umgehen.

Insbesondere im englischsprachigen Raum verweisen Philosophen bei solchen Fragen gerne auf die Debatte um die „persönliche Identität". Diese Denkrichtung geht auf den Philosophen und Mediziner John Locke zurück. Locke wollte wissen, was Wesen wie ihn und seine Kollegen von der Royal Society zum Überleben in Zeit und Raum befähigt. Darum geht es in Lektion 9.

Natürlich ist Lockes Position nur eine von vielen. In den folgenden Lektionen erfahren wir etwas über die buddhistische Auffassung von Identität (bzw. das Fehlen derselben) und die konfuzianische Beschreibung, wie man sich sein „wahres Ich" aufbaut. Zunächst gehen wir der Vorstellung eines „naturgegebenen" Ichs mit instinktiven Wünschen und Begierden auf den Grund. In Lektion 11 geht es um den Umgang mit dem Tod, wie ihn Epikureer und Stoiker empfahlen – während wir uns fragen, was beim Sterben eigentlich geschieht. In der letzten Lektion, „Tod und Steuern", sehen wir, wie die Idee eines eigenständigen, geeinten Wesens sich mit der Politik des „Liberalismus" verträgt.

Warnung! Leute mit existenziellen Ängsten und Thalassophobiker sollten dieses Kapitel vielleicht überspringen. Es kann zu Schwindelanfällen, ontologischer Verwirrung und gelegentlichem Verlust der Selbstheit kommen.

WEITERLEBEN

Ich weiß nicht, wie ich es Ihnen beibringen soll, aber ... Sie werden sterben! Verdammt, wir alle werden sterben! Aber was bedeutet dieser Satz eigentlich? Hören wir auf zu existieren? Ein seltsamer Gedanke, dem die folgende philosophische Extrapolation guttun wird.

Glücklicherweise untersuchte der britische Philosoph John Locke in seinem *Versuch über den menschlichen Verstand* (1689) genau das! In Buch II, Kapitel 27 legt er dar, welche Kriterien erfüllt sein müssen, damit wir weiterhin existieren.

Die Voraussetzungen für unser Weiterleben sind einerseits leicht zu benennen: Wir dürfen nicht von einem herabfallenden Klavier zerquetscht werden, dürfen kein tödliches Gift zu uns nehmen und uns nicht den Kopf abhacken lassen. Locke wollte aber keine Auflistung der mannigfaltigen Todesarten (das wäre langatmig und grausig), sondern eruierte die allgemeinen Bedingungen für unser Fortbestehen. Was haben Vergiften, Enthaupten und Erschlagenwerden gemeinsam?

Um diese Frage zu beantworten, untersucht Locke, was wir sind, die verschiedenen Aspekte unseres Daseins. Natürlich können wir alles Mögliche sein – Krankenpfleger, Schneider, Soldat, Student usw. –, aber da wir einen Berufswechsel zweifellos überleben, sollten wir uns auf die Dinge konzentrieren, die uns *grundsätzlich* ausmachen.

Womöglich sind Sie ein Mensch, eine besondere Art Tier, gehören der Spezies *Homo sapiens* an. Ihr Weiterleben hängt von der Persistenz dieses „menschlichen Tieres" ab. Vielleicht sind Sie auch eine unsterbliche Seele? Möglicherweise bleiben Sie so lange bestehen, wie die Existenz dieser speziellen unsterblichen Seele fortdauert?

Am Ende stellt Locke fest, dass wir im Wesentlichen Personen sind. Eine Person ist „ein denkendes, vernünftiges Wesen mit Verstand und Überlegung, was sich als sich selbst und als dasselbe denkende Wesen zu verschiedenen Zeiten und Orten auffassen kann". Diese ihrer selbst bewusste, denkende, vernünftige Einheit, die durch Zeit und Raum fortbesteht, können wir auch als „Bewusstsein" bezeichnen.

Es gibt tolle Science-Fiction-Geschichten, in denen z. B. eine menschliche Persönlichkeit auf einen Computer geladen und ins Weltall katapultiert wird, aber Lockes Grundidee besagt, dass man so lange lebt, wie das eigene Bewusstsein fortbesteht.

Darüber hinaus gibt Locke uns eine Anleitung, wie wir prüfen können, ob ein fortbestehendes Bewusstsein vorhanden ist: Wir müssen nur die *Erinnerungen* eines Individuums betrachten. Wenn es eine Person gibt, die Ihre Erinnerungen besitzt und sich an alles erinnert, was Sie aus der Ich-Perspektive getan haben, dann beweist dies, dass es sich bei dieser Person um Sie selbst handelt.

Das ist Lockes Beschreibung von persönlicher Identität. Mein Weiterleben ist keine Frage des Fortbestehens irgendeines menschlichen Tieres (oder einer umherwabernden unkörperlichen Seele), sondern eines denkenden Individuums, das durch Zeit und Raum weiterlebt und sich an vergangene Erlebnisse erinnern kann.

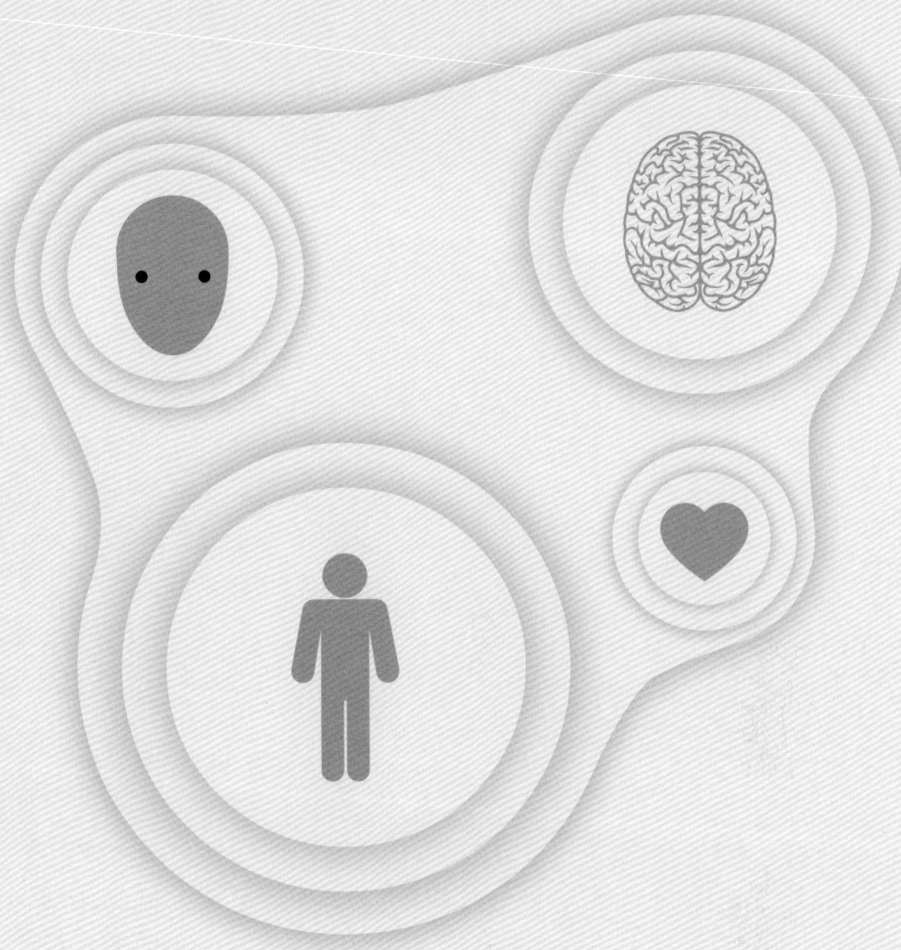

John Locke und seine Anhänger untermauern ihre Ansicht mit Erzählungen, in denen normale menschliche Wesen den Wechsel von Körper oder Seele aufgrund des fortbestehenden Bewusstseins überleben. Zum Kanon der Neo-Lockeaner zählt die Geschichte von der „Gehirntransplantation" aus Sydney Shoemakers Buch *Self-Knowledge and Self-Identity* (1963). Stellen Sie sich vor, Ihr Gehirn würde entnommen und in einen anderen Kopf eingepflanzt. Die Person, die nach der OP erwacht, sieht nicht aus wie Sie, ist nicht dasselbe „menschliche Tier", verfügt aber über Ihre Erinnerungen und Charakterzüge. Also ist sie die gleiche Person. Glauben Sie, Sie würden die OP überleben? Wenn ja, liegt das laut Shoemaker daran, dass Sie sich als ein bestimmtes Bewusstsein definieren, ein bestimmtes denkendes Etwas. Ihr Körper ist im Wesentlichen das Gefäß für die Person, die Sie sind.

NICHTS VERGESSEN?

Wenn jemandes Existenz endet, benötigen wir nicht unbedingt einen Philosophen, um zu wissen, was zu tun ist. Wenn Sie von einem Klavier zerquetscht werden, werden die Leute keinen Metaphysiker anrufen, sondern ein Beerdigungsinstitut. Das liegt vor allem daran, dass wir im Großen und Ganzen davon ausgehen, dass der Tod eines menschlichen Körpers mit dem Tod der Person zusammenfällt. Hört das Herz auf zu schlagen und tritt der „Hirntod" ein, bedeutet das (leider) auch das Ende eines unverwechselbaren Bewusstseins.

Doch es gibt Problemfälle. Ungeachtet der bereits erwähnten philosophischen Gedankenspiele (Gehirntransplantation, Persönlichkeits-Upload, Teleportation usw.), werfen auch ganz alltägliche Geschichten beunruhigende Fragen auf: Was denken wir, sind wir? Was brauchen wir, um weiterzuleben?

Nehmen wir z. B. Hamid. Bevor er als süßes Baby zur Welt kommt, ist er ein Fötus. Er wächst zu einem quirligen Kleinkind heran, wird ein nachdenklicher Teenager und später ein intelligenter junger Mann. Er wird älter und mit Ende 70 langsam dement. An seinem 80. Geburtstag zieht sich Hamid eine Lungenentzündung zu und wird in ein künstliches Koma versetzt. Kurz danach setzen seine Vitalfunktionen aus, und er stirbt. So stellen wir uns ein vollständiges Leben vor.

Aus der Locke'schen Perspektive ist Hamid jedoch nur einen Teil dieses Lebens wirklich existent. Zur Erinnerung: Locke geht davon aus, dass wir im Grunde *denkende Dinge* sind. Aber ist der Fötus sich *seiner selbst bewusst*? Hat Hamid Erinnerungen aus dem Bauch seiner Mutter? Und was ist mit dem dementen Hamid? Er vergisst, wer er ist, erkennt seine Familienmitglieder nicht mehr, sein Charakter verändert sich dramatisch. Ist er die gleiche Person wie als Teenager? Der Lockeaner hätte da seine Zweifel, was uns wiederum hartherzig erscheint angesichts einer so heiklen, bestürzenden und häufigen Situation. Und falls die Person die Demenz überlebt – wird sie auch das Koma überstehen, aus dem Hamid nie mehr erwacht?

Es gibt viele Fälle, von Amnesie bis Wachkoma, bei denen die Locke'sche Beschreibung der persönlichen Identität an ihre Grenzen gelangt. Zwar erachten wir das Bewusstsein als wichtigen Teil des Daseins, aber ist es der *grundlegendste* Teil? Die Antwort auf diese Frage kann weitreichende Konsequenzen haben. In der Abtreibungsdebatte z. B. erscheint es relevant, ob wir (ab dem Zeitpunkt der Empfängnis) *menschliche Tiere* sind oder *Personen* (deren Existenz erst später beginnt). Mithilfe einer Patientenverfügung können Sie festlegen, wie Sie im Falle eines irreversiblen Komas behandelt werden wollen. Lägen Sie dereinst im Wachkoma, würden Sie sich wohl nicht mehr als die Person erkennen, die Sie heute sind.

Auch wenn wir von Philosophie nicht erwarten, dass sie uns sagt, was zu tun ist – manchmal hilft eine philosophische Analyse zu verstehen, was wir tun wollen und warum wir wie behandelt werden möchten.

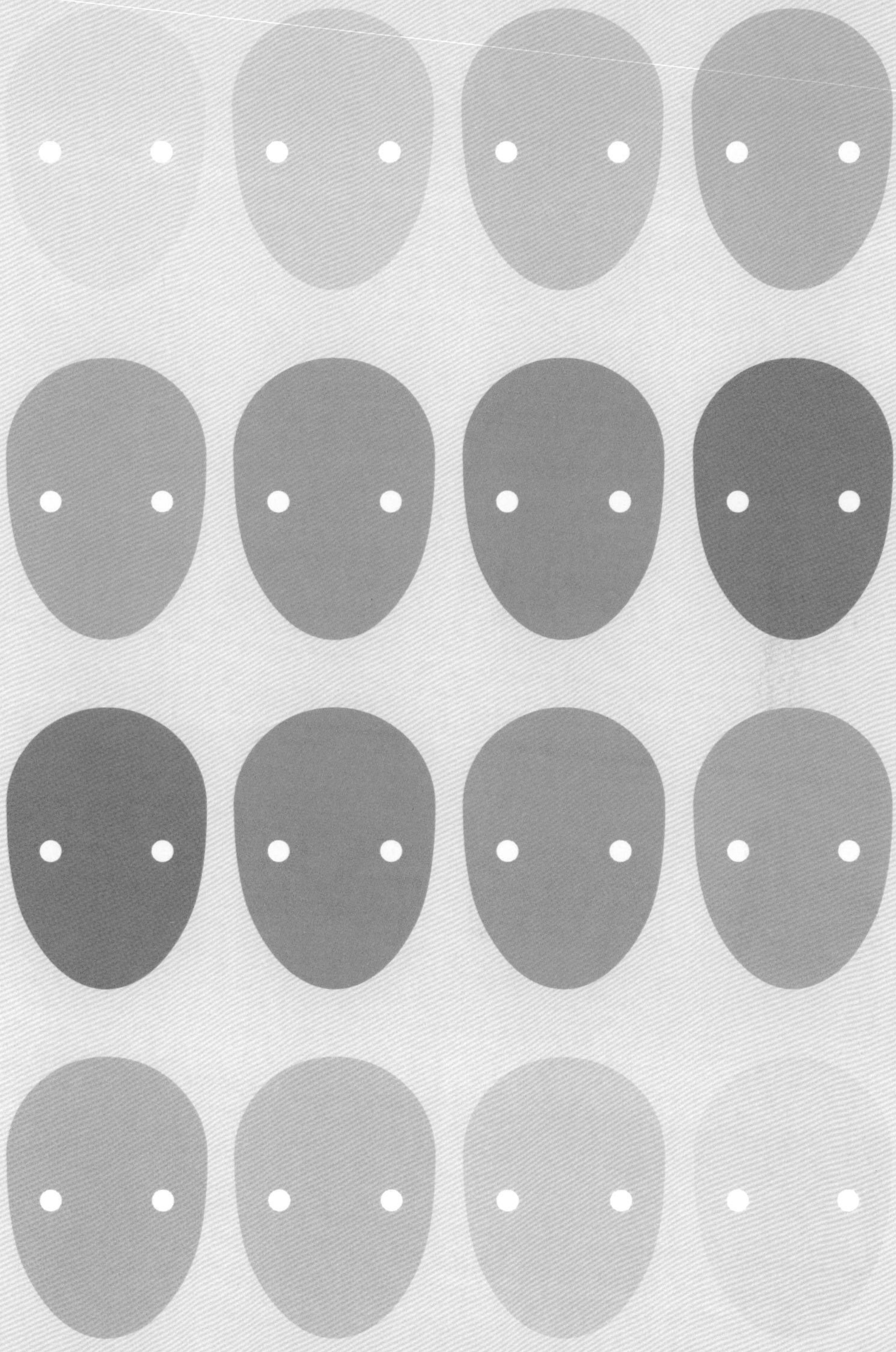

DAS WAHRE ICH

Hilfe zur Selbsthilfe ist heute allgegenwärtig. Die Branche boomt. Im gesamten Medienspektrum werden wir aufgefordert, uns selbst etwas Gutes zu tun – durch Shopping, Abnehmen, Lächeln, Einläufe und vieles mehr. Natürlich können all diese Bücher, Videos und Apps nützlich sein, aber wem genau gilt diese Unterstützung? Unserem *Selbst*? Einem klar umgrenzten *Ich*, mit all seinen Wünschen, Träumen, Hoffnungen?

In der vorigen Lektion, „Weiterleben", haben wir die Person betrachtet – das Ich, meinereiner, das Ding, das Sie für *<hier Namen eingeben>* halten. Wir haben mit dem Gedanken gespielt, dass es etwas gibt, das Sie im Wesentlichen ausmacht. Ein „wahres Selbst", etwas, das sich „seiner selbst" bewusst ist, das denkt, will, entscheidet, Bedürfnisse hat usw. Dieser Gedanke gefällt uns, leuchtet uns ein.

Aber was, wenn all das Humbug ist? Wenn es gar kein echtes Selbst gibt, keine Person, die Ihr Handeln lenkt, Ihre Wünsche formt? Was, wenn Sie nach innen blicken und dort nichts finden ... nada ... niente?

Der Gedanke, dass es gar kein reales Ich gibt, ist nicht neu. Besonders komplexe Diskussionen der „Ichlosigkeit" kommen aus der buddhistischen Tradition, die bis ins 4. Jahrhundert v. Chr. zurückreicht. Nyanatiloka Mahathera, der erste deutsche buddhistische Mönch, schrieb dazu:

„Ego, Selbst, Seele, Persönlichkeit sind, so lehrt der Buddha, lediglich gebräuchliche Begriffe, die sich nicht auf eine tatsächliche, selbstständige, dauerhafte Entität beziehen. Das Einzige, was wir finden, ist dieser psychophysische, stets im Wandel befindliche Daseinsprozess. [...] Diese Lehre vom Nicht-Selbst bildet die Essenz von Buddhas Lehre vom Weg zur völligen Befreiung. Mit dieser Lehre von der Nichtexistenz eines unveränderlichen Selbst, Anatta, steht und fällt das gesamte buddhistische Gebäude."

Die Kritik des scheinbar „naturgegebenen" Selbst ist nicht auf den Buddhismus beschränkt. Soziologen und Philosophen von Marcel Mauss bis N. Katherine Hayles haben gezeigt, dass die Betonung eines eigenständigen Selbst soziokulturell verortet ist. Unsere Begeisterung für das „Selbst" ist das Produkt eines bestimmten Gesellschaftstyps. Der Politikwissenschaftler C.B. Macpherson führt die Prominenz der Idee des autonomen Selbst auf deren Position im politischen Liberalismus (auf den wir in Lektion 12 eingehen) zurück.

Halten Sie kurz inne. Denken Sie nach, blicken Sie nach innen. Erkennen Sie Ihr „Selbst"? Was macht Sie zu der Person, die Sie sind? Gibt es da ein kohärentes Gebilde oder nur irgendwie gebündelte Gedankenströme? Dieser Satz fließt vorbei ... und der nächste Moment, was ist das? Die Erinnerung an einen romantischen Flirt, ein Tagtraum. Der Duft von Bratkartoffeln. Gehen Sie tiefer. Sind Ihre Hoffnungen und Träume mehr als flüchtige Gedanken? Woher kommen sie, warum sind sie da? Haben Sie sich Ihre Hoffnungen selbst ausgesucht?

Na, ist Ihnen schon schwindlig?

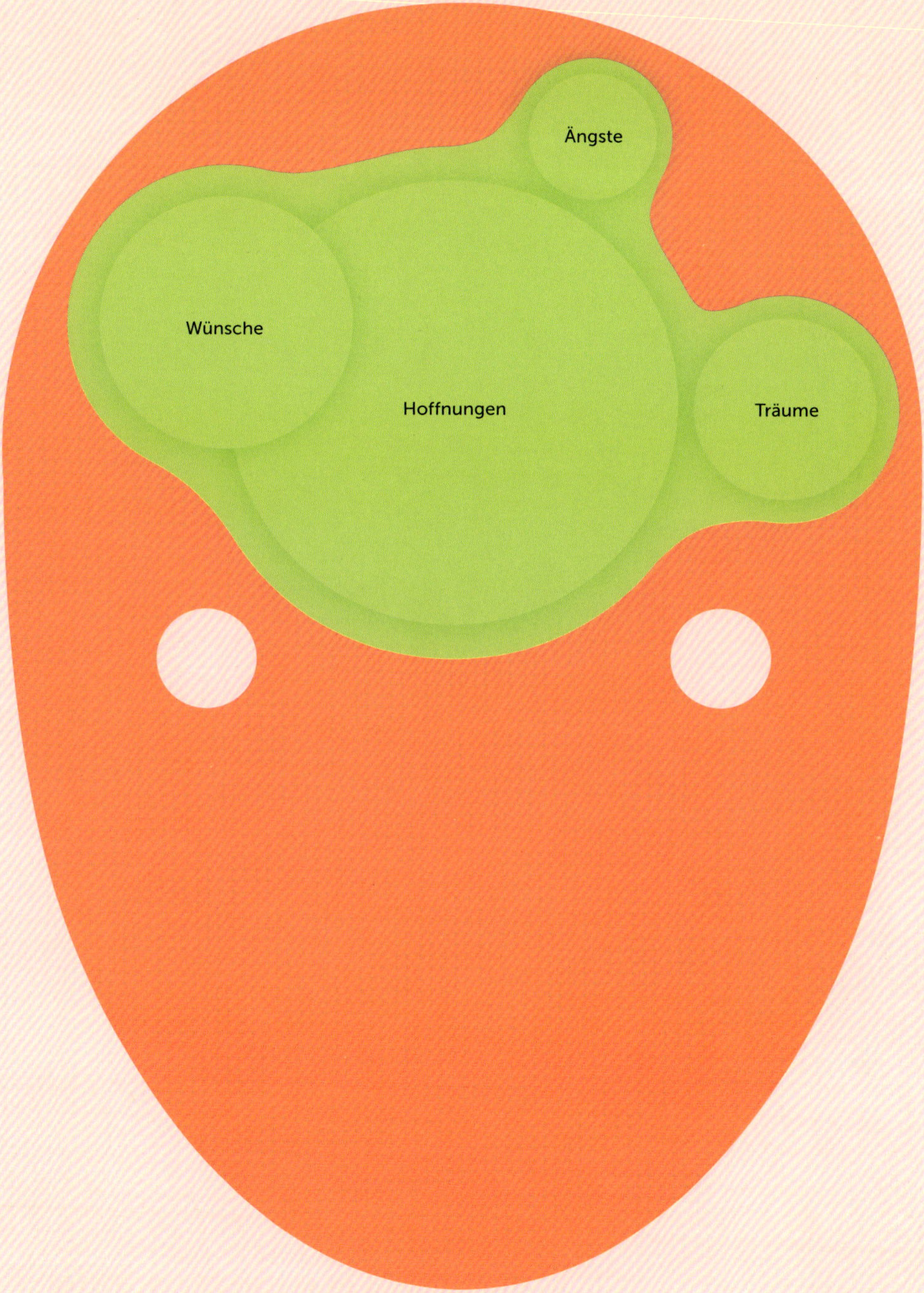
Ängste
Wünsche
Hoffnungen
Träume

ICH-BAUKASTEN

Vielleicht sollten wir im Hinblick auf unser *Selbst* ein wenig zurückhaltender sein. Die Vorstellung eines vollständig entwickelten inneren Etwas scheint zweifelhaft. Eventuell ist das, was Sie für Ihr *wahres Ich* halten, nichts als ein Haufen erlernter Verhaltensweisen, chemisch bedingte Emotionen, Reiz-Reaktionen. Es gibt ein Erleben von Kälte, Wärme, Schmerz, Lust etc., das sich innerhalb des physischen Körpers abspielt, aber diese Erfahrungen werden nicht von einer kohärenten Entität gemacht. Wir interagieren und reagieren, aber unsere Reaktionen sind nicht bedeutungsvoller oder selbstbestimmter als der Heliotropismus von Pflanzen.

Wenn diese Gedanken Sie beunruhigen, könnten Sie bei Konfuzius Trost finden. Während Buddha seine Lehren in Nordindien verbreitete und Sokrates in Griechenland wirkte, beschäftigte sich der chinesische Politiker, Philosoph und Universalgelehrte im antiken chinesischen Staat Lu mit der Ichlosigkeit. Zum Glück (für uns) erlebt sein Werk gerade eine Renaissance im Westen, auch dank der Forschungsarbeiten von Michael Puett und Christine Gross-Loh.

Laut Konfuzius sind wir letzten Endes eine chaotische Ansammlung von Emotionen. Es gibt kein lenkendes „Selbst", das unser Leben bestimmt. So weit, so bekannt. Aber in den *Analekten* scheint Konfuzius überdies zu suggerieren, wir verfügten über das Potenzial, uns ein Selbst *aufzubauen*.

Der erste Schritt ist das Hinterfragen von erlerntem Verhalten. Den größten Teil unseres Lebens bestimmen standardisierte Reiz-Reaktions-Schemata. Denken Sie z. B. an das letzte Mal, als jemand Sie gefragt hat,

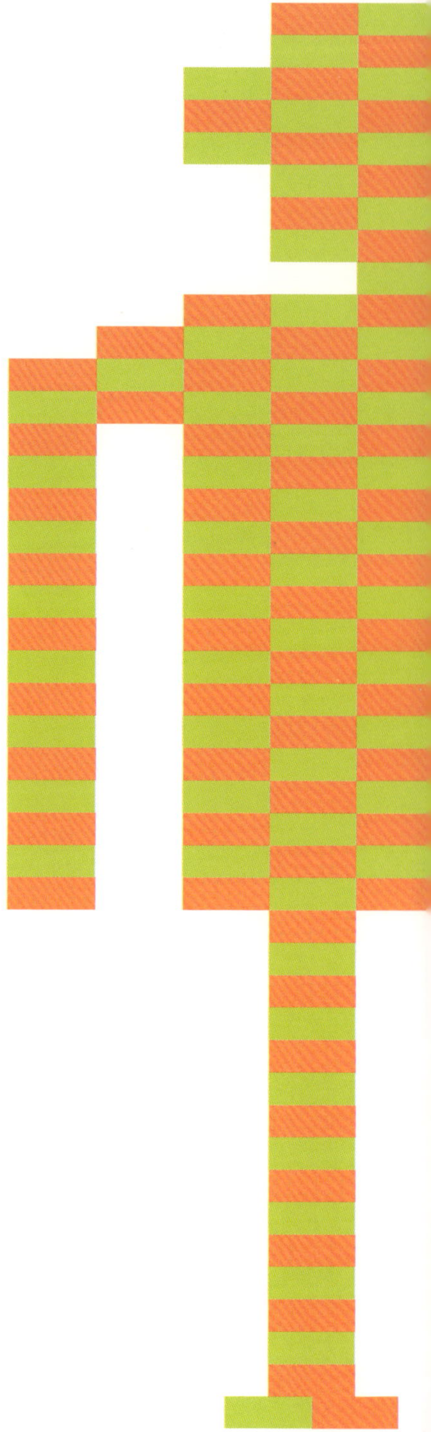

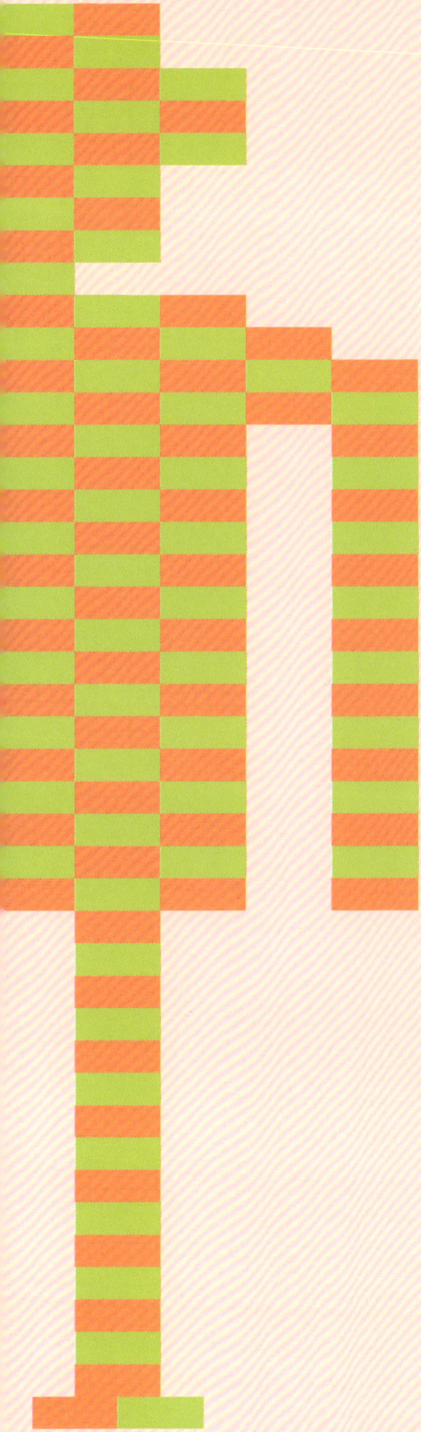

wie es Ihnen geht – Ihre Antwort lautete wahrscheinlich: „Gut", stimmt's? Wie oft unterhalten wir uns übers Wetter? Was für Gewohnheiten haben wir sonst noch? Wann waren Sie das letzte Mal *wirklich Feuer und Flamme* für etwas? Konfuzius ermutigt uns, dieses Verhalten zu hinterfragen, indem wir neue *Rituale* erschaffen. In *Das Wichtigste von Allem. Die Geheimnisse der großen chinesischen Denker und wie sie unser Leben bereichern* schreiben Gross-Loh und Puett:

„Rituale, so wie Konfuzius sie definiert, haben deshalb die Macht, uns zu verändern, weil sie uns einen Moment lang erlauben, ein anderer Mensch zu sein. Sie versetzen uns in eine alternative Welt, aus der wir verändert zurückkehren. Konfuzius bezeichnet sie als ‚Als-ob-Welt'."

Statt restriktive Gewohnheiten zu verfestigen, erlauben Rituale, durch eine Art *Rollenspiel* aus bestimmten Strukturen auszubrechen.

In vielen Religionen gibt es z. B. rituelles Fasten. Ob zu Yom Kippur, beim Ramadan oder zu Ostern – diese Art der Askese versetzt die Gläubigen in die Lage einer weniger privilegierten Person. Unsere drei Mahlzeiten täglich verspeisen wir, ohne groß darüber nachzudenken. Das Fastenritual durchbricht die Frühstück-Mittagessen-Abendbrot-Routine und fordert auf, dieses erlernte Verhalten infrage zu stellen. Es reißt uns aus dem Autopilot-Modus heraus. Wir werden motiviert, gegenwärtiger und aufmerksamer zu sein, treffen aktiv Entscheidungen. Dadurch beginnen wir, laut Konfuzius, mit dem Aufbau eines Selbst.

HABEN SIE
HOFFN
SELBST AUS

SICH IHRE
UNGEN
GESUCHT?

DER UMGANG MIT DEM TOD

Haben Sie Angst vor dem Tod? Das ist nicht weiter ungewöhnlich. Egal, wie Sie zur menschlichen Persistenz stehen – die meisten haben ein mulmiges Gefühl, wenn es darum geht, das Zeitliche zu segnen, den Löffel abzugeben oder welchen Euphemismus Sie bevorzugen; vor allem Leute, die nicht an ein Leben nach dem Tod glauben.

Für Platon dient die philosophische Praxis dazu, sich auf den Tod vorzubereiten – eine geistige Tradition, die hilft, sich mit dem drohenden Ableben zu arrangieren. Der Athener Philosoph Epikur, der etwa hundert Jahre nach Platon lebte, versuchte, diese Prämisse weiterzuverfolgen. Angesichts der überwältigenden Furcht vor der Sterblichkeit riet er zu Gelassenheit und rationalem Denken. Seinem Freund Menoikeus schrieb er:

„Der Tod geht uns nichts an; denn solange wir existieren, ist der Tod nicht da, und wenn der Tod da ist, existieren wir nicht mehr." Wenn etwas stirbt, wird es ausgelöscht, vernichtet, hört auf zu existieren. Es bleibt nichts (lateinisch *nihil*) zurück. Lebende Wesen wie Sie und ich sind nicht „Nichts", sonst wären wir ja nicht am Leben. Man kann also sagen, der Tod betrifft die Lebenden nicht und kann daher für sie kein *Übel* sein.

Für die Toten ist der Tod aber ebensowenig schlimm! Damit etwas schlimm für jemanden sein kann, muss dieser jemand *existieren*. Tote existieren aber nicht, sie wurden, wie gesagt, ausgelöscht. Also ist der Tod laut Epikur weder für die Lebenden noch für die Toten schlimm. Nimm das, Tod!

Ungefähr ein Jahrhundert nach Epikur führte der römische Dichter Lukrez diesen Gedanken weiter. In *De Rerum Natura* (*Über die Natur der Dinge*) weist Lukrez darauf hin, dass die Nichtexistenz, die aus dem Tode resultiert, eine verblüffende Ähnlichkeit zu der Nichtexistenz vor der Geburt aufweist. Für ihn ist klar, dass es vollkommen sinnlos ist, sich über das „Leben danach" den Kopf zu zerbrechen, da wir uns ja auch über die Zeit vor unserer Geburt wenig bis gar keine Gedanken machen:

„Blick nur zurück! Was können für uns die vergangenen Jahre jener unendlichen Zeit vor unsrer Geburt noch bedeuten! Dies ist also der Spiegel, den uns die Natur von der Zukunft vorhält, welche dereinst wird sein nach unserem Tode. Ist das ein Schreckensbild? Erscheint da was Düsteres? Oder ist man nicht besser im Tod als im ruhigsten Schlafe gesichert?"

Glaubt man diesen antiken Philosophen, ist es also völlig unlogisch, Angst vor dem Tod zu haben. Aber warum vermag er uns dennoch so sehr zu beunruhigen?

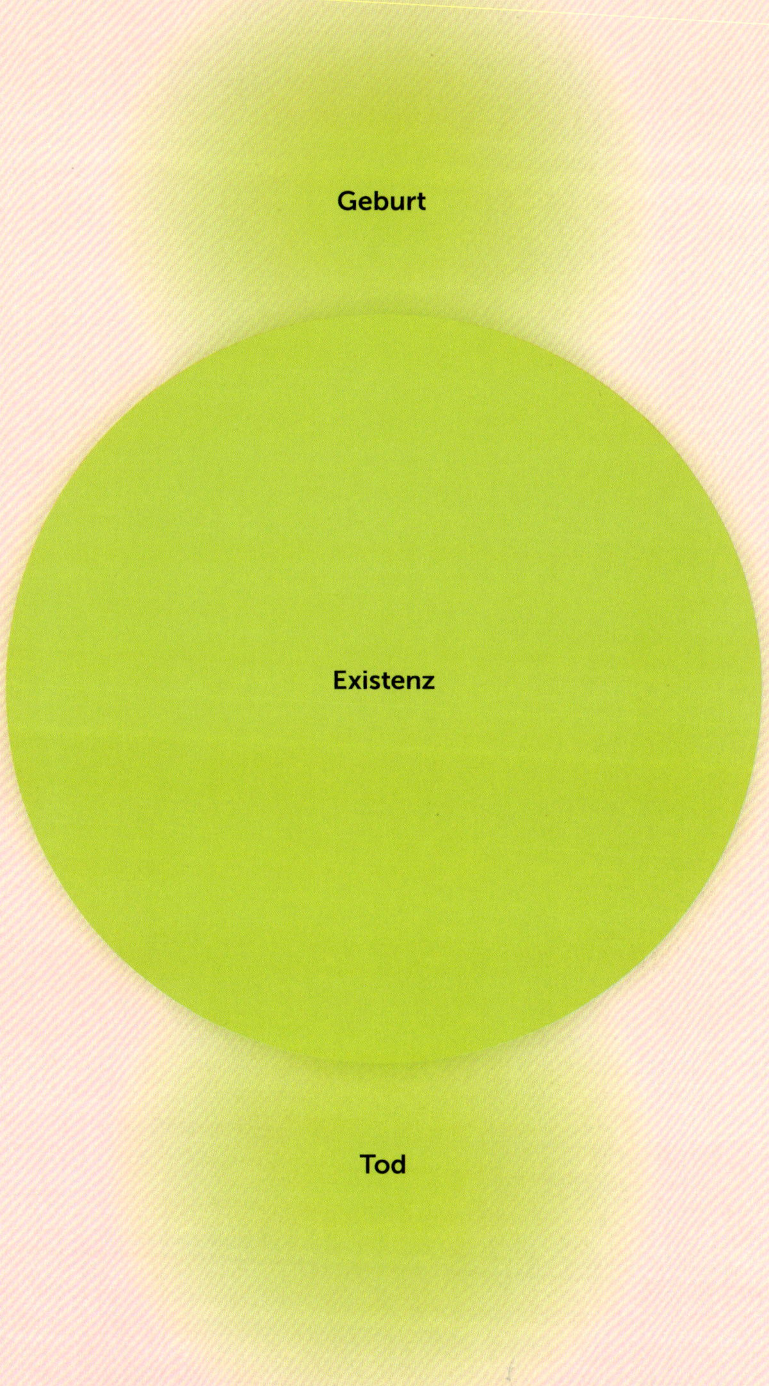
Geburt
Existenz
Tod

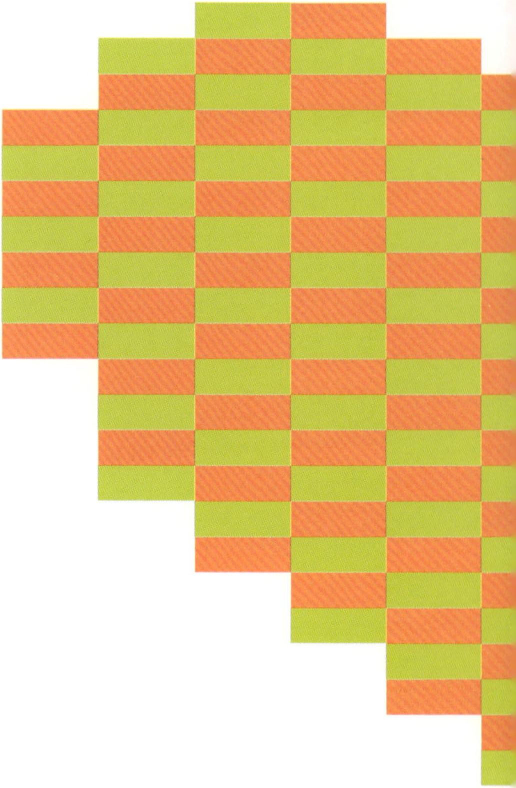

TOTE BUCHSTABEN

„Als sie starb, wollte ich nicht mehr leben und konnte auch keinen Trost in den faden Geboten der Philosophie finden – nichts als tote Buchstaben."

Die um 1755 in Jamaica geborene Künstlerin Jane „Jenny" Harry trauert hier um ihre Schwester. Harry spricht einen wichtigen Punkt an. Auch wenn die Erörterungen Epikurs und Lukrez' uns Wege aufzeigen, uns mit unserer Sterblichkeit zu befassen – wenn tatsächlich ein geliebter Mensch stirbt, hilft uns das kaum. Die Analogie zwischen vorgeburtlichem und postmortalem Nichts mag auf abstrakter Ebene überzeugen, bietet aber den trauernden Hinterbliebenen wenig Trost. In diesen Situationen ist Philosophie kaum mehr als eine Ansammlung „toter Buchstaben".

In der Tat hat der Gedanke, eine so erschütternde Erfahrung mit einer philosophischen These bewältigen zu wollen, beinahe etwas Verstörendes. Die Trauer, die wir empfinden, wenn Eltern oder Geschwister sterben, ist in höchstem Maße angemessen. Es wäre grotesk, sie wegargumentieren zu wollen – und anmaßend, wenn Philosophen andeuten, dies wäre möglich. Der Tod eines geliebten Menschen kann nicht gelöst werden wie eine Gleichung oder ein Rätsel.

Jane Harry schreibt, das Äußerste, was Philosophie vermöge, sei, „den Geist in einen Zustand der Apathie zu versenken", vielleicht ein Verweis auf die von den Stoikern vertretene Vorstellung der *Apatheia*.

An die stoizistische Philosophie wird in den letzten Jahren wieder verstärkt angeknüpft (u. a. mit der internationalen „Stoic Week" und der Tagung „Stoicon"). Das Fehlen von Gefühlsregungen, *Apatheia*, zählt zu ihren zentralen Prinzipien: Das Kultivieren von *Leidenschaftslosigkeit* soll vor unangenehmen Emotionen schützen, die die Seelenruhe stören.

Jane Harry war von dieser Taktik nicht überzeugt, ebenso wenig Richard Sorabji. In seinem Buch *Emotion and Peace of Mind* (2000) kritisiert er die Überzeugung der Stoiker, man müsse sich in Gelassenheit üben, da, das große Ganze betrachtend, nichts gut oder böse sei, sondern lediglich, je nach Standpunkt, besser oder schlechter.

„Das Wohl unserer Liebsten sollte uns aber nicht nur ‚vorzugsweise' am Herzen liegen, auch wenn dies, wie die Stoiker zu Recht zu bedenken geben, das Risiko von Verlust und Trostlosigkeit birgt."

Vielleicht schützt uns Apathie tatsächlich vor Verzweiflung, aber man bezahlt einen hohen Preis. Harry suchte nach etwas, das sie trösten und einen Sinn im Leben aufzeigen konnte, aber in der Philosophie fand sie nur *Apatheia*. Affektlosigkeit bewahrt uns vor schmerzlichen Emotionen, schirmt uns aber auch von Freude und Trost ab. Harry wandte sich schließlich dem Christentum zu und fand Halt im Glauben an das ewige Leben. Diesen Weg wird nicht jeder gehen wollen, aber Harry gelang es immerhin, die begrenzte Anwendbarkeit der Philosophie mit ihrer allzu nüchternen Rationalität aufzuzeigen.

TOD UND STEUERN

Nur zwei Dinge auf Erden sind uns ganz sicher: der Tod und die Steuer. Dieser Ausspruch stammt von dem amerikanischen Politiker und Philosophen Benjamin Franklin. Und wenn man die Wahl hat, ergänzen manche, ist der Tod vorzuziehen.

Grundsteuer, Tabaksteuer, Erbschaftssteuer – wir zahlen Steuern auf Nahrungsmittel, Häuser, Kleidung, Reisen, sogar der *Tod* wird besteuert. Nahezu jeder Bereich unseres Lebens wird mit – oftmals hohen – Steuern belastet, da ist es kein Wunder, dass niemand wild darauf ist, seine Steuererklärung abzugeben. Wir sparen und knausern und haben doch wenig davon, wenn das Finanzamt zuschlägt. Besteuerung ist eine finanzielle Einschränkung unserer persönlichen Vorhaben, der Staat greift in unser Privatleben ein. Und manchmal, vielleicht sogar ziemlich oft, geht das *zu weit*.

Wenn Sie der Meinung sind, die Steuern seien *überzogen*, die Regierung mische sich *zu stark* ein, dann sind Sie vielleicht ein Anhänger des „politischen Liberalismus".

Das Wort „liberal" hat unterschiedliche Bedeutungen. Es kann „freizügig" bedeuten, etwa im Sinne eines liberalen, d. h. nicht traditionellen Erziehungsstils, oder „weltoffen". Wer sich als *politisch liberal* bezeichnet, identifiziert sich mit einer ganz bestimmten politischen Tradition, die im 18. Jahrhundert aufkam, während und nach der Französischen und der Amerikanischen Revolution.

In seinem aufschlussreichen Essay „Liberalism, Individuality, and Identity" (2001) legt der britische Philosoph Kwame Anthony Appiah einige der philosophischen Ideen offen, auf denen diese Tradition aufbaut.

Basierend auf dem Werk von John Locke (siehe Lektion 9), stehen im *Liberalismus* (manchmal *Libertarismus*) individuelle *Freiheit* und *Gleichheit* im Mittelpunkt.

Liberale sagen, jeder Mensch solle nach freiem Willen handeln können, solange damit nicht die Freiheit einer anderen Person eingeschränkt wird. Sie möchten Donuts zum Frühstück? Nur zu! Sie wollen Ihren Nachbarn bestehlen? *Auf keinen Fall!*

Im Liberalismus herrscht *Gleichheit* zwischen den Menschen, und zwar hinsichtlich des Rechts auf *Respekt*. Da wir alle Menschenwürde besitzen, hat jeder von uns Anspruch auf die gleiche Menge Respekt. „Wir alle betreten und verlassen diese Welt auf mehr oder weniger die gleiche Art und Weise", sagt Appiah, niemand verdient mehr Respekt als die anderen.

Wären Sie Anhänger des politischen Liberalismus, würden Sie lieber in einer *Republik* als in einer *Monarchie* leben wollen (weil Könige sich über ihre Untertanen stellen). Sie würden außerdem wollen, dass der *Staat so wenig wie möglich eingreift*: Die Regierung soll sich nicht in Ihr persönliches Leben einmischen. Kontrollorgane wie z. B. die Polizei würden Sie zwar unter staatlicher Aufsicht belassen (was eine minimale Besteuerung erfordern würde), aber sonst würden Sie frei Ihren Geschäften nachgehen wollen. Steuern würden Sie nur zur Finanzierung von absolut unentbehrlichen Vorhaben akzeptieren. Der Staat hat, aus Sicht der Liberalen, kein Recht, Ihr hart verdientes Geld nach Belieben zu investieren.

Was ziehen *Sie* vor: Tod oder Steuern? Geld oder Leben?

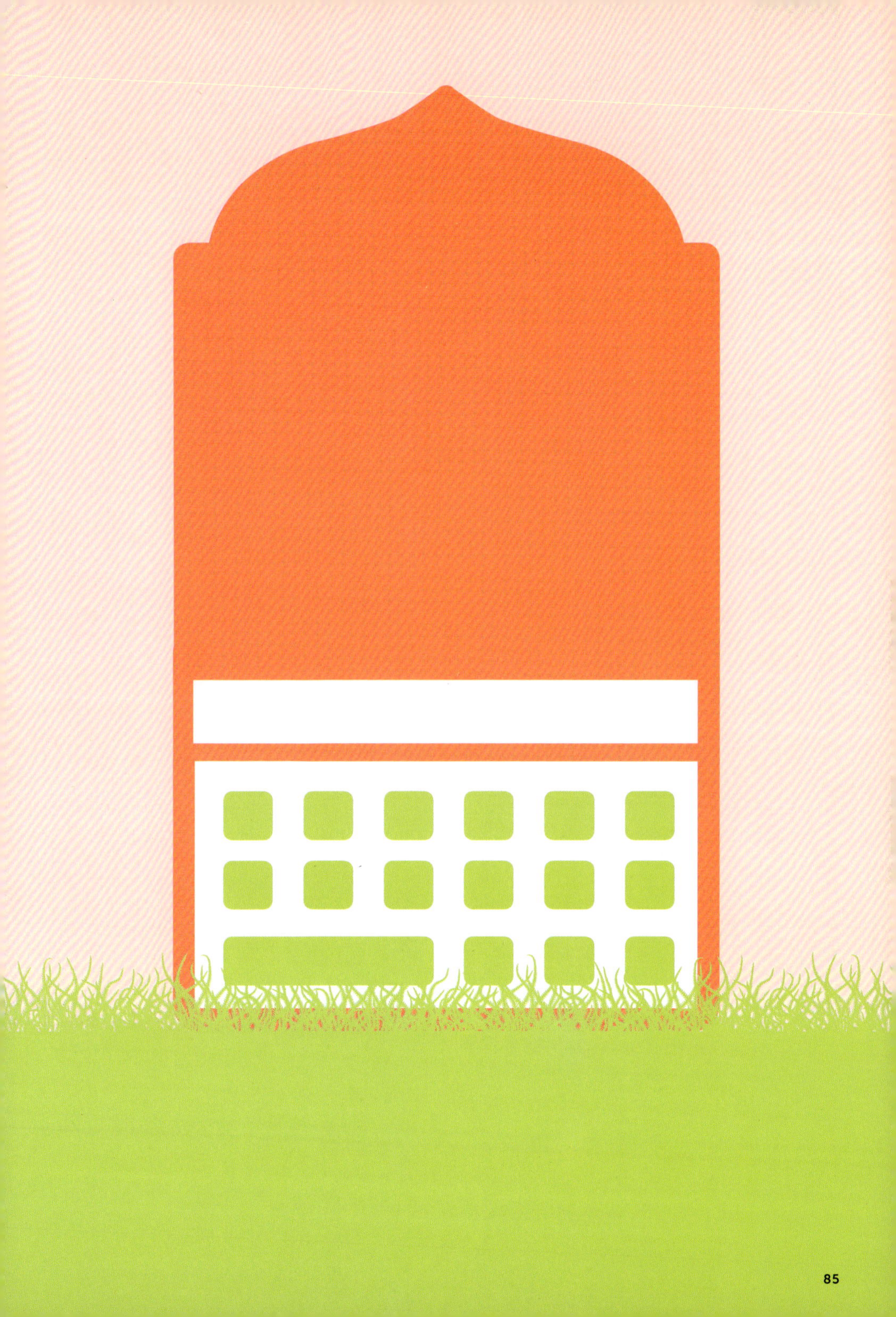

PRÜFE DICH SELBST

„Gäbe es einen Ausdruck für den Konsens, innerhalb dessen heute in den Industriestaaten Wahlpolitik verhandelt wird, könnte er ebensogut Liberalismus lauten."

Vielleicht erklärt Appiahs Behauptung unser Gemecker über die Steuerlast, aber sogar die politisch Liberalen halten Besteuerung für notwendig, um Kontrollorgane wie Polizei, Justiz usw. zu finanzieren.

Wenn Sie eine Weile darüber nachdenken, fallen Ihnen vielleicht noch andere Bereiche ein, die steuerfinanziert sein sollten, z. B. das Gesundheitssystem. Die Idee ist gut, auch wenn es nach Ansicht der Liberalen nicht in die Zuständigkeit des Staates fällt. Das Gleiche gilt für staatliche Fürsorge, die jene auffängt, die nicht für sich selbst sorgen können. Politisch Liberale vertreten die Meinung, jeder könne nach Belieben im Privaten wohltätig sein – der Staat habe damit nichts zu tun.

In seinem Essay „Liberalism, Individuality, and Identity" nimmt Appiah diese sozusagen eigennützige Seite des Liberalismus in die Zange. Seine Gegenargumente basieren auf metaphysischen und politischen Gesichtspunkten.

In Lektion 9 haben wir gesehen, wie sehr John Locke das Konzept der *Person* faszinierte. In seinem *Versuch über den menschlichen Verstand* konstruierte er die Person als eine einzelne, eigenständige, sich von anderen klar unterscheidende Entität mit eigenen, charakteristischen Wünschen.

Appiah steht, wie andere Philosophen in diesem Kapitel, dem Locke'schen Ansatz skeptisch gegenüber. Ähnlich wie Michel Foucault und Charles Taylor geht er davon aus, dass sich jede Person „dialogisch" entwickelt hat, durch den *Dialog* mit Freunden, der Familie und der Gesellschaft insgesamt. Für Appiah ist das Selbst kein „authentischer innerer Wesenskern, losgelöst von der Welt, in die wir hineingewachsen sind, sondern eher das Produkt unserer Interaktion mit anderen seit frühester Kindheit".

Vergegenwärtigen Sie sich Ihre persönlichen Ziele. Haben Sie sich diese Ziele selbst ausgedacht? Oder entwickelten sie sich ausgehend von Gesprächen mit Eltern, Lehrern und Freunden, angeregt durch Bücher, Filme, Musik und andere Vorbilder? Die Locke'sche Vorstellung von der eigenständigen Person mit einem kompletten Satz vakuumversiegelter Wünsche bildet den Kern des politischen Liberalismus, führt aber metaphysisch in die Irre. Unsere Identität ist untrennbar mit der unserer Mitmenschen verbunden. Der liberale Gedanke, das Selbst habe Vorrang vor der Soziabilität, ist gemäß Appiah nicht richtig durchdacht.

Damit ist das Steuernzahlen zwar nicht angenehmer, aber dafür wenigstens auf metaphysischer Ebene schlüssig.

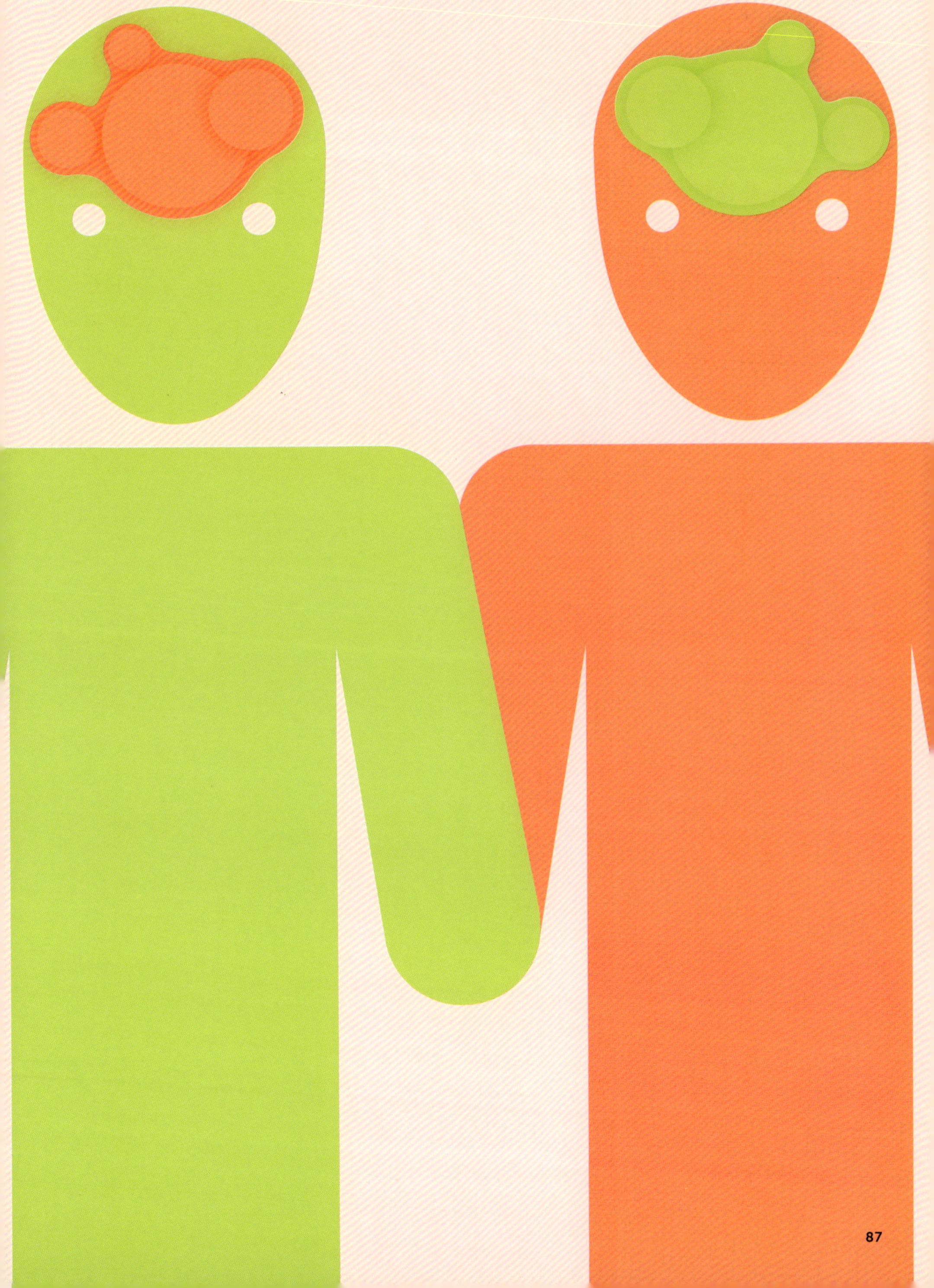

TOOLKIT

09

Neo-Lockeaner behaupten, wir seien Personen bzw. bewusstseinsfähige Wesen, während Animalisten sagen, wir seien im Grunde menschliche Tiere.
Denkaufgabe: Wäre es falsch, davon auszugehen, dass man gleichzeitig zwei völlig verschiedene Wesensarten haben kann?

10

Die buddhistische Philosophie ermutigt uns, den Gedanken eines naturgegebenen Selbst infrage zu stellen. Konfuzius meint, wir könnten uns durch das Einüben von Ritualen ein eigenes Selbst aufbauen.
Denkaufgabe: Ist es möglich, die Behauptung aufzustellen, dass wir kein „Selbst" haben?

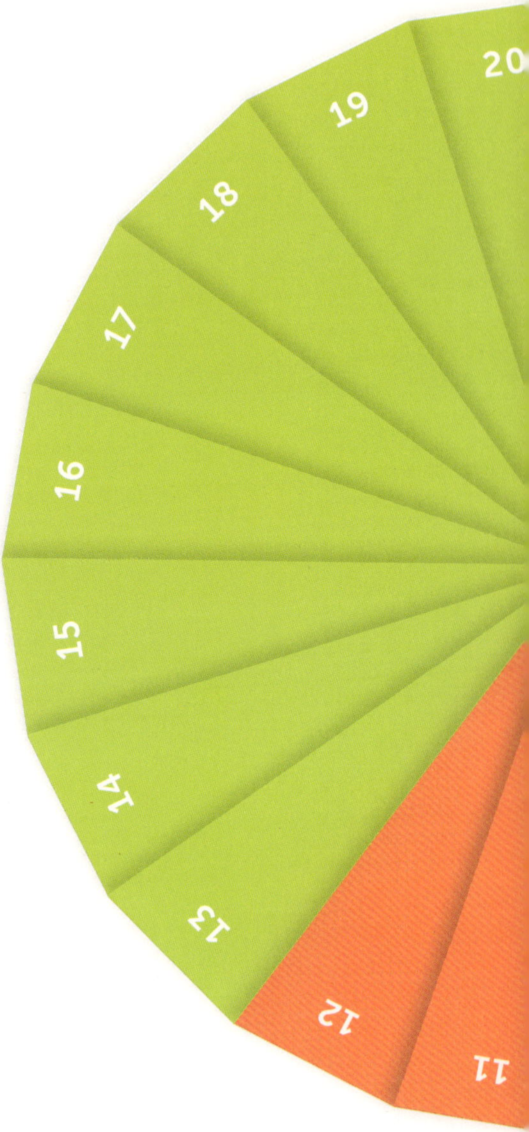

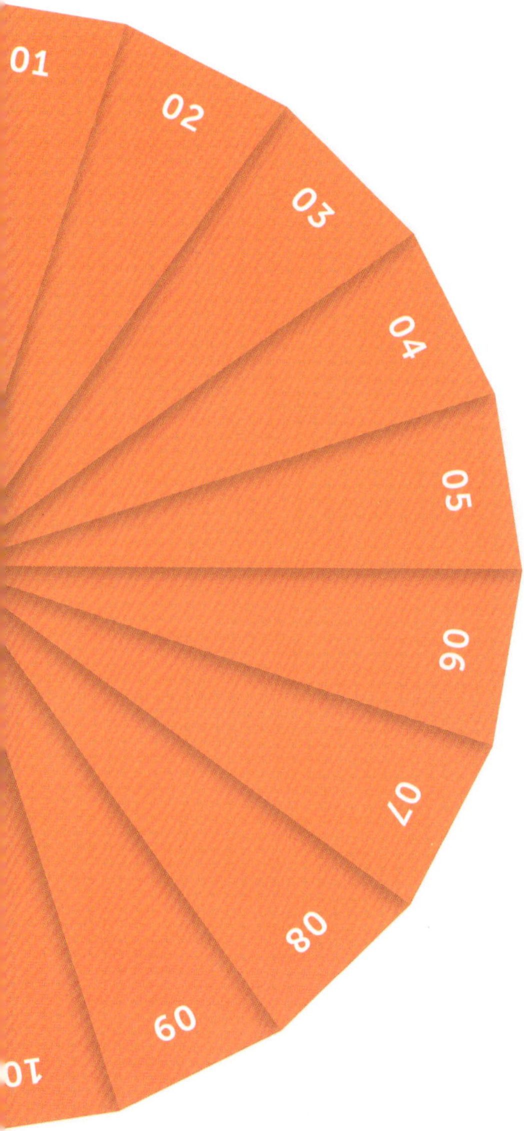

11

Epikur sagt, wer tot ist, kann nicht leiden, daher müsse man keine Angst vor dem Tod haben. Dieser Versuch, unsere Emotionen rational zu erklären, ist unbefriedigend.
Denkaufgabe: Für wen ist der Tod angstbesetzter: für Atheisten oder für Menschen, die an die Hölle glauben?

12

Für den politischen Liberalismus sind individuelle Freiheit und Gleichheit von höchstem Wert.
Denkaufgabe: Sind Fälle vorstellbar, in denen bestimmte Freiheitsrechte einer Person (wie z. B. das Recht auf freie Meinungsäußerung) im Widerspruch stehen zum Ziel einer gleichberechtigten Gesellschaft?

ZUR VERTIEFUNG

LESEN

„Feminism in Philosophy of Mind: the Question of Personal Identity"
Susan James, in: *The Cambridge Companion to Feminism in Philosophy* (Cambridge University Press, 2000)

„Mistresses of Their Own Destiny: Group Rights, Gender, and Realistic Rights of Exit"
Susan Okin, *Ethics* (2002)

The Therapy of Desire
Martha Nussbaum
(Princeton University Press, 1994)

ANHÖREN

„Like a Rolling Stone: Stoic Ethics" (Episode 63), History of Philosophy Without Any Gaps
Eine tolle (englischsprachige) Reihe über die Geschichte der Philosophie, präsentiert vom Experten für Philosophie der Spätantike und der arabischen Tradition, Prof. Dr. Peter Adamson. Leicht verständlich und mitreißend – unbedingt reinhören!

ANSCHAUEN

Born in Flames
Beeindruckender pseudodokumentarischer Science-Fiction-Film aus dem Jahr 1983 (Regie: Lizzie Borden) über Politik und Liberalismus; humorvoll und aufschlussreich.

Unknown White Male
Dokumentarfilmer Rupert Murray porträtiert seinen Jugendfreund Doug Bruce, der plötzlich an schwerer Amnesie erkrankte; mit Beiträgen der Philosophin und Begründerin der Sonderpädagogik in Großbritannien Mary Warnock.

8-bit Philosophy, Wisecrack
Auf YouTube: Philosophie durch klassische Retro-Videospiele erklärt.

BESUCHEN

Stoicon
Stoiker aus aller Welt kommen alljährlich in London zusammen, um darüber zu debattieren, wie die Grundsätze der stoischen Philosophie im Alltag Anwendung finden können. www.modernstoicism.com/stoicon-stoicism-conference/

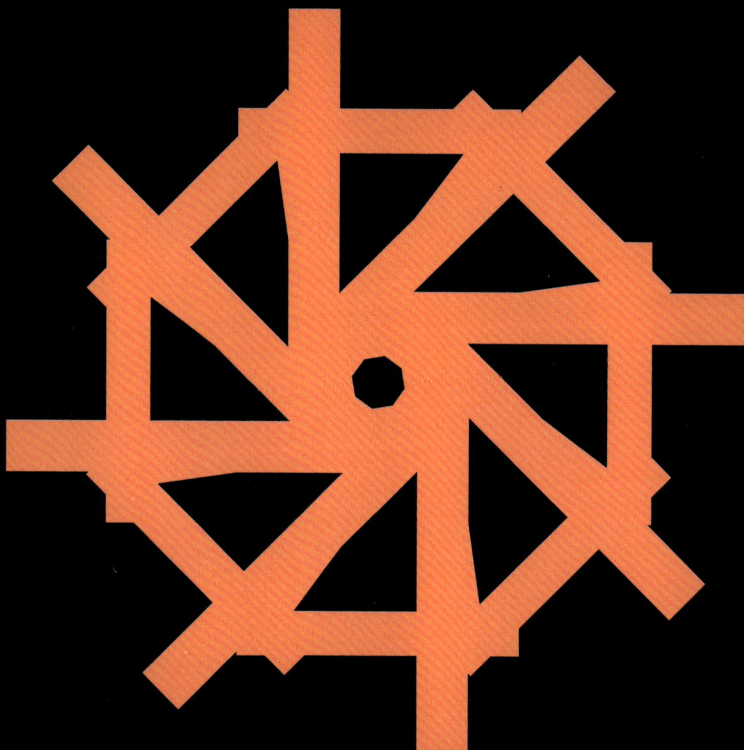

GESELLSCHAFT

LEKTIONEN

13 GRUPPENMENTALITÄT

Wir klassifizieren Menschen nach Geschlecht oder ethnischer Zugehörigkeit. Wie real sind diese scheinbar „naturgegebenen" Kategorien?

14 CLUBREGELN

Es gibt unausgesprochene Regeln, die die Gesellschaft strukturieren. Manche sehen sie, andere nicht. Und wie steht es mit Ihnen?

15 WIEDERGUTMACHUNG

Wir sind tendenziell der Ansicht, dass wir nur für die Verbrechen verantwortlich sind, die wir selbst begehen. Aber was ist mit denen, von denen wir profitieren?

16 MORALISCHER BALLAST

Kann man mit einem Klimawandel-Skeptiker diskutieren, ohne sich auf die Wissenschaft zu berufen? Kurzantwort: Ja.

„Der Erfolg einer Gesellschaft bemisst sich vor allem an den Freiheiten, die die Mitglieder dieser Gesellschaft genießen." *Amartya Sen*

Der Mensch ist ein soziales Wesen. Wir leben im gleichen Haus, in der gleichen Straße, in der gleichen Stadt wie andere Menschen. Unsere Leben sind miteinander verknüpft. Wir bauen dauerhafte Beziehungen auf und sind aufeinander angewiesen, um uns zu ernähren, ein Dach über dem Kopf zu haben und damit Wasser aus der Leitung kommt. Wir leben in einer Gesellschaft. Um dieses spezielle Gebilde geht es in diesem Kapitel.

Zunächst ist eine Gesellschaft eine Gruppe von Menschen. In der Regel besteht diese Gruppe wiederum aus Gruppen. Viele Gesellschaften setzen sich aus zahlreichen kleineren Communities zusammen, die sich z. B. nach religiösen oder geografischen Kriterien definieren. Lektion 13 befasst sich mit der Abgrenzung zwischen den verschiedenen Gruppen. Sind manche Gruppen wie z. B. Nationen „natürlicher" als andere? Ist es sinnvoll, Menschen nach biologischem Geschlecht oder Ethnie zu unterteilen?

Meist hinterfragen wir gar nicht, warum wir jemanden in eine bestimmte Gruppe einordnen. Philosophen untersuchen die verborgenen Gründe für diese Zuschreibungen. In Lektion 14 schauen wir uns die unsichtbaren Gesetze an, die die Gesellschaft organisieren, und die zugrunde liegenden „Ideologien", die unser Leben prägen.

Wir untersuchen außerdem, wie wir als *Mitglieder* von Gesellschaften funktionieren. Sie denken vielleicht, Sie seien nur für die Handlungen verantwortlich, die Sie bewusst selbst ausführen, aber gibt es auch eine Verantwortung *als Gruppe*? Lektion 15 nennt Gründe dafür, und Lektion 16 untersucht, wie unser Handeln als globale Gruppe den Planeten gefährdet – und warum es besser ist, den Klimawandel anzugehen, als ihn zu leugnen.

Wie immer geht es nicht darum, diese Probleme zu lösen, sondern uns den Fragen zu stellen, die sie aufwerfen – und am Ende stehen weitere Rätsel im Raum.

GRUPPENMENTALITÄT

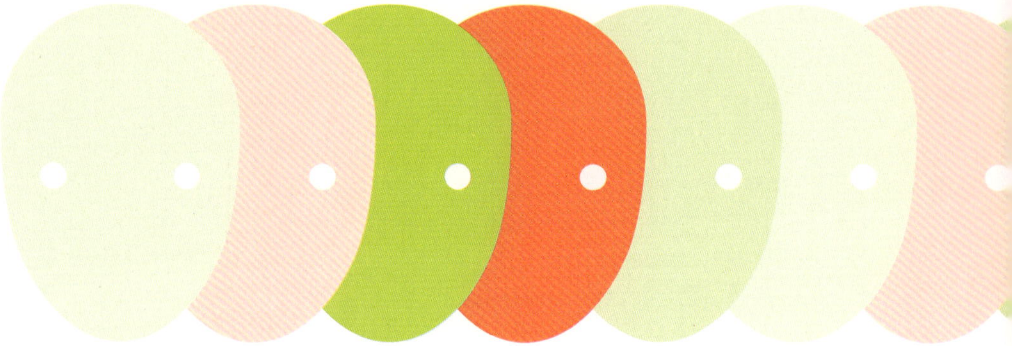

Erinnern Sie sich noch an die Schulzeit, als die Welt in verschiedene *Cliquen* zerfiel? Die Coolen, die Nerds, die Sportler? Die Grenzen zwischen ihnen schienen unüberwindbar, und wer sie überschritt, wurde geschmäht. Doch als wir älter wurden, verschwammen die Grenzen. Man konnte ein Sport-Nerd sein, und Nerds waren cool. Die Cliquen aus der Schulzeit wirkten zunehmend beliebig.

Aber auch als Erwachsene neigen wir dazu, Menschen zu kategorisieren, z. B. nach Nationalität, was substanzieller erscheint als die Kategorie „Nerd". Einer Nation anzugehören, hat eine *rechtliche Grundlage*, zum Heer der Nerds zu zählen, nicht. Andere Gruppierungen erscheinen noch unerschütterlicher. Wir trennen *Männer* von *Frauen*, werfen die Frage nach der *Rasse* auf. Viele soziale Gruppierungen erwecken den *Anschein*, eine biologische Tatsache widerzuspiegeln. Es hieß lange Zeit, es gebe klare biologische Unterschiede zwischen Männern und Frauen und zwischen Angehörigen verschiedener Rassen; diese Gruppierungen seien *naturgegeben*. Rasse und biologisches Geschlecht wären demzufolge „naturgemäße Arten".

Zur Unterteilung von Entitäten muss man sie, laut Platon, in ihre „Glieder, wie sie gewachsen sind" zerlegen und nicht wie ein untalentierter Koch alles wild in Stücke zerhacken. Es gibt also tatsächlich Nahtstellen in der Welt, und die Aufgabe des Naturphilosophen besteht unter anderem darin, diese zu finden und die Unterschiede entsprechend herauszuarbeiten. Dieses Ziel verfolgte auch Immanuel Kant (siehe Lektion 2) in seiner 1775 verfassten Abhandlung *Von den verschiedenen Rassen der Menschen*. Der ungute Text versucht, Menschen in biologische Arten zu unterteilen, und leitet daraus eine natürliche *Hierarchie* ab, bei der die Weißen ganz oben stehen.

Das zeigt, wie erschreckend schnell eine Klassifizierung nach angeblich vorhandenen Rassen in puren Rassismus umschlagen kann.

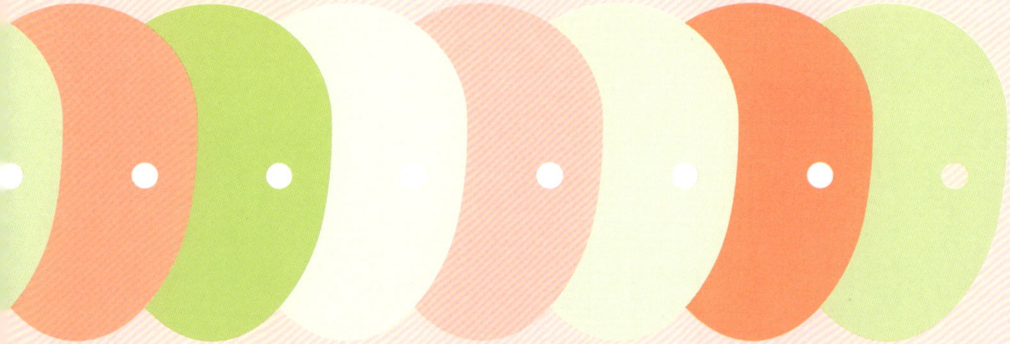

Kant wurde zu Recht für seine Propagierung einer rassenbedingten Hierarchie kritisiert, aber eine wachsende Zahl an Philosophen stößt sich außerdem an seiner Behauptung, die Zugehörigkeit zu einer Rasse sei ein angeborenes Merkmal. Hier berühren wir den Bereich der sogenannten Biophilosophie, die unter anderem die zentrale Frage stellt: *Sind diese Arten tatsächlich naturbedingt*? Die Antwort lautet: nicht wirklich. Wir konzentrieren uns hier auf die Frage der biologischen „Rasse“ (zum Thema biologisches Geschlecht empfehle ich Judith Jack Halberstam).

Biophilosoph Richard Lewontin untersucht die wissenschaftlichen Aspekte des Konzepts „Rasse“. Sein Fazit: Zwar haben angebliche „Rassenmerkmale“ wie Haut- und Haarfarbe eine genetische Grundlage, aber *niemand hat je ein „Rassengen“ gefunden* – d. h., es gibt kein Gen, das alle Angehörige einer „Rasse“ besitzen! Die genetische Variabilität *innerhalb* einer ethnischen Gruppe ist sogar größer als *zwischen* den verschiedenen Ethnien. Natürlich sind *einige* genetische Ähnlichkeiten vorhanden (z. B. eine höhere Wahrscheinlichkeit von Sichelzellenanämie in Mittelmeerpopulationen im Vergleich zu Finnen), aber die sind eher die Ausnahme als die Regel.

Dann gibt es da noch das begriffliche Problem für Biologen, die über „Rasse“ sprechen wollen. Um herauszufinden, welche genetischen Faktoren die Mitglieder einer „Rasse“ verbinden, muss man zunächst eine solche herauspicken – aber wie kann man eine „Rasse“ benennen, *bevor* man weiß, wer dazugehört? Wie Naomi Zack in *The Ethics and Mores of Race* (2011) schreibt, kann sich „Rasse“ auf Hautfarbe, Gruppengeschichte, Biologie, Genealogie, Kultur und andere Faktoren beziehen. Den Biologen fehlen daher verlässliche Grundlagen für ihre Forschungen.

DIE „RASSE" BESTIMMEN?

Sollten wir das Konzept „Rasse" angesichts der Tatsache, dass es wissenschaftlich nicht belegbar ist, nicht besser ganz aufgeben, zumal es Rassismus Vorschub leistet? Wäre es nicht an der Zeit, es auf dem Müllhaufen der Geschichte zu entsorgen, wo schon die Phlogistontheorie und der Mythos der flachen Erde liegen?

Auf diesem Grundgedanken basiert das in manchen liberalen Kreisen populäre Prinzip der „Farbenblindheit": Es besagt, dass die „Rasse" Entscheidungen nicht aktiv beeinflussen darf, weder bei der Partnersuche noch auf dem Arbeitsmarkt. Rassendiskriminierung soll im Privat-, Berufs- und Gesellschaftsleben keine Rolle spielen.

Die Absicht hinter der „Farbenblindheit" mag edel sein, aber es sprechen gute Gründe dagegen. So wirkungslos das Konzept „Rasse" in biologischer Hinsicht ist – Teil der gesellschaftlichen Realität ist es unbestreitbar. Wir benutzen es, wenn wir über unsere Identität und die anderer Menschen sprechen, und dass „Rassenkategorien" ein soziales Konstrukt sind, macht sie nicht weniger real oder folgenreich für die betroffenen Menschen.

Tommie Shelby und Reni Eddo-Lodge haben gezeigt, dass es politisch wichtig ist, ein System zur Bestimmung der „Rasse" zu haben, weil wir jene Gruppen identifizieren müssen, die Opfer von Rassismus werden. In ihrem Buch *Warum ich nicht länger mit Weißen über Hautfarbe spreche* (2019) schreibt Eddo-Lodge:

„Mein Schwarzsein wurde gegen meinen Willen politisiert, aber ich will nicht, dass es absichtlich ignoriert wird, nur um irgendeine labile, falsche Harmonie zu fördern."

Menschen mit dunkler Hautfarbe wurden und werden wegen des gesellschaftlich konstruierten Rassegedankens unterdrückt. Eddo-Lodge gibt an, ihre – gesellschaftlich relevante – ethnische Identität sei gegen ihren Willen „politisiert" worden. Sie hat unter den Folgen gelitten, und genau deswegen sollten wir nicht versuchen, Aspekte wie die Hautfarbe auszublenden. Die Aussage „Für mich macht die Rasse keinen Unterschied" ignoriert die soziale Realität.

Es scheint also, dass wir trotz fehlender biologischer Grundlagen weiterhin über (soziale) „Rasse" sprechen müssen.

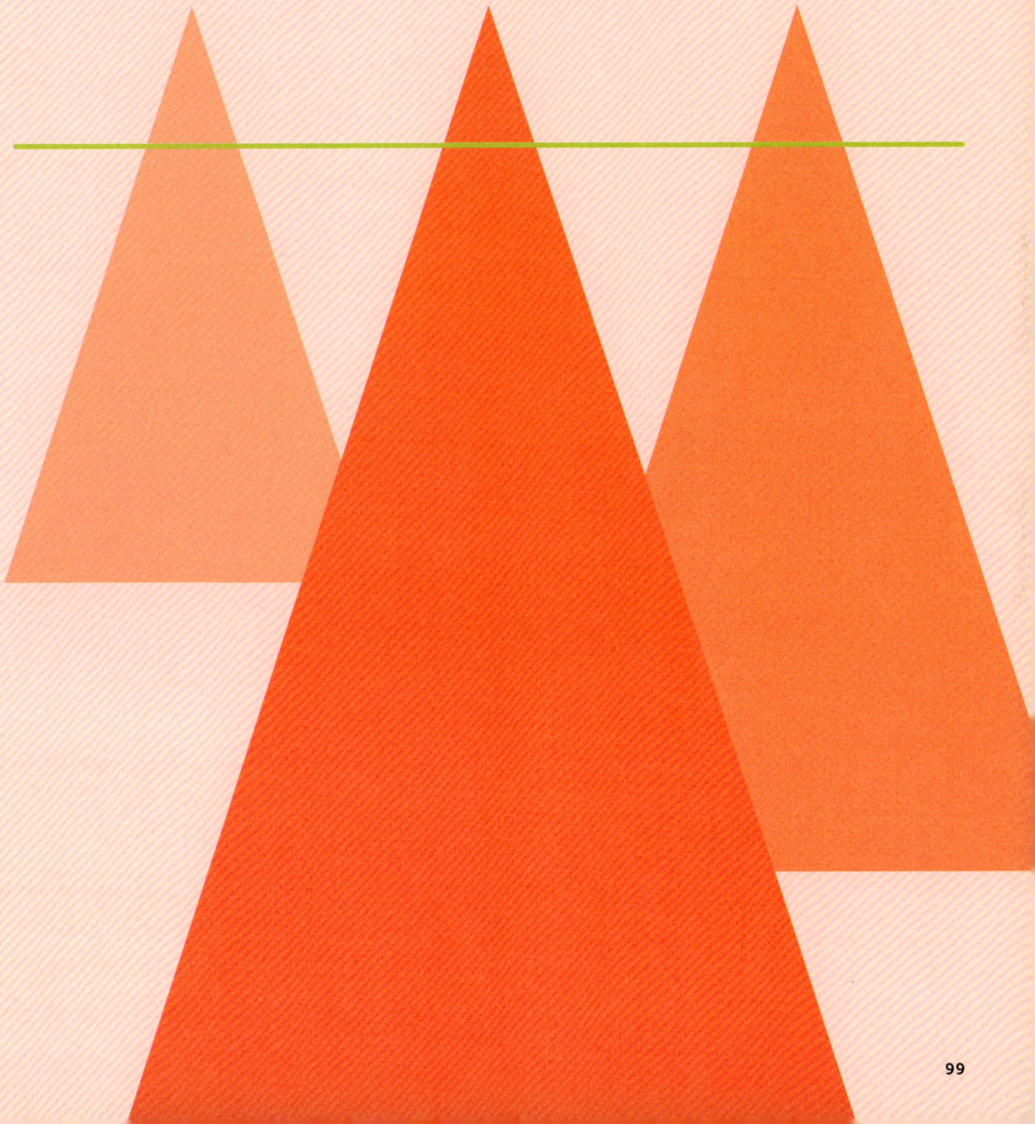

CLUBREGELN

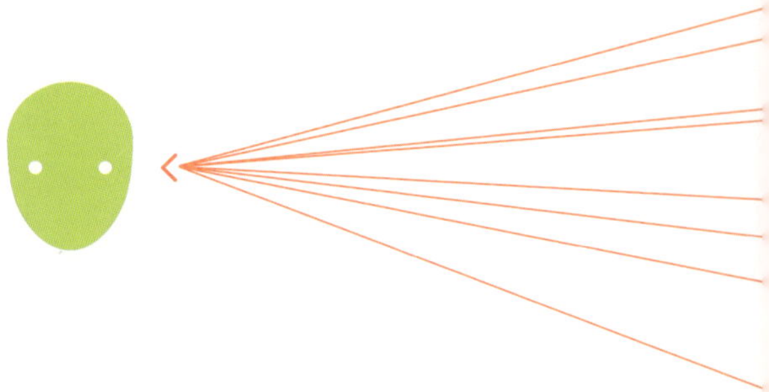

Wir alle wissen, wie es ist, sich „fehl am Platz" zu fühlen. Ob am ersten Tag in der neuen Schule oder am neuen Arbeitsplatz – jeder hatte schon einmal dieses zermürbende Gefühl, *nicht hineinzupassen*. Man kennt die Abläufe nicht, weiß nicht, mit wem man reden oder was man sagen soll. Und man spürt die Anspannung der anderen, ihre kühle Zurückhaltung – sie wissen, dass Sie nicht wissen, wie Sie sich einfügen können.

Aber in was einfügen?

Die Sozialontologin Sally Haslanger (sie beschäftigt sich mit dem Wesen sozialer Tatsachen) würde uns raten, dieses Fehl-am-Platz-Gefühl zu den Überzeugungen in Beziehung zu setzen, auf denen unsere Gesellschaft ruht – Karl Marx nannte sie „Ideologie", Michel Foucault „Diskurs", Pierre Bourdieu spricht von „Habitus". Wie Haslanger feststellt, erfassen all diese Begriffe einen Teil dieses Halt und Struktur gebenden Glaubensgebäudes. Marx, Foucault und Bourdieu sprechen von einem System aus Vorstellungen, das sich in Gewohnheiten und der Art und Weise, wie über die Welt gesprochen wird, manifestiert.

Auf die Computerwelt übertragen, könnte man eine Ideologie mit einem Betriebssystem wie Windows 10 oder Mac OS X vergleichen. Bei jedem von uns laufen bestimmte Programme – Gedanken, Gefühle – ab, aber sie funktionieren nur mit dem passenden Betriebssystem im Hintergrund. Manche Programme (Gedanken, Ideen) sind mit dem System nicht kompatibel (weshalb die Leute Sie komisch finden), aber meistens sorgt es dafür, dass Sie Ihre Gedanken denken und Ihr Leben leben können.

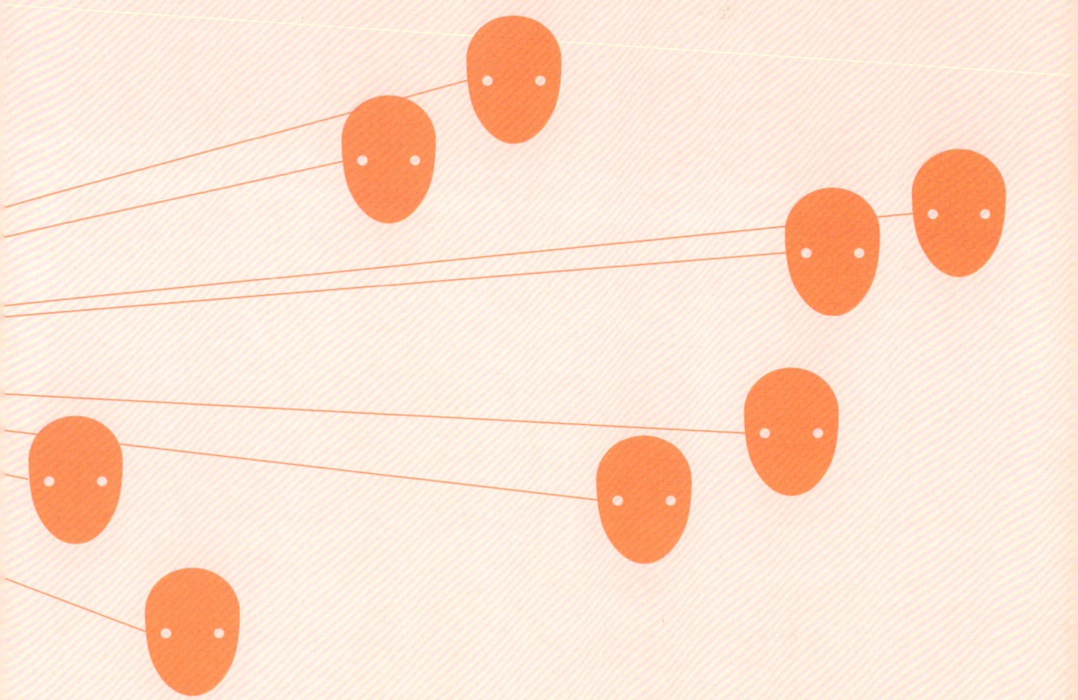

Das Betriebssystem wird automatisch heruntergeladen – uns ist nicht bewusst, dass wir ein spezielle Ideologie lernen, sie ist einfach da und formt unsere Erfahrungen. Die darin enthaltenen Überzeugungen und Gewohnheiten werden selten hinterfragt. In ihrem Aufsatz „Confronting Class in the Classroom" (1994) gibt die großartige bell hooks ein Beispiel für ideologisches Framing:

„Da Ruhe und Gehorsam am meisten belohnt wurden, lernten Studenten, dass dies das richtige Verhalten im Unterricht war. Lautstärke, Wut, Gefühlsausbrüche, sogar scheinbar unschuldige Äußerungen wie unbeherrschtes Lachen galten als inakzeptabel […] Studierende müssen sich immer noch an bürgerliche Werte anpassen, um als akzeptabel zu gelten."

Die meisten von uns würden zustimmen, dass es im Unterricht ruhig, „höflich" und „respektvoll" zugehen müsse. Auf die Frage nach dem Grund würden wir antworten: „Es erleichtert die Kommunikation." (Sprächen alle durcheinander, würde man nichts lernen!) Allerdings könnte man genauso dafür werben, im Unterricht *Leidenschaft* zu zeigen. Lernen sollte Freude machen, die Lernenden sollten vor Begeisterung lachen und einander übertönen! Die Regeln, nach denen unser Unterricht funktioniert, sind, so hooks, nicht unumstößlich. Höflichkeit in der Schule ist nichts als ein ideologischer Teilaspekt der „Bourgeoisie", um es mit Marx zu sagen.

Gilt das auch für andere Dinge im Leben? Für unsere Vollzeitjobs, unsere drei Mahlzeiten am Tag? Was haben wir bewusst gewählt und was ist ideologisch bedingt?

WILLKOMMEN IM CLUB!

Bestimmte Ideologien können einigen Menschen Vorteile gegenüber anderen verschaffen. So, wie ein Computerprogramm (z. B. Word) auf einem bestimmten Betriebssystem besser läuft, bewegen sich manche Leute in einem bestimmten „Habitus" leichter als in einem anderen – nicht weil sie die Regeln besonders gut kennen, sondern weil sie vom System privilegiert werden.

Simone de Beauvoir beschrieb in ihrem Werk *Das andere Geschlecht* (1949) die Benachteiligung der Frauen:

„Die Straße ist ihr Feind. [...] ob sie auf der Terrasse eines Cafés eine Zigarette anzündet oder allein ins Kino geht – irgendein unangenehmer Zwischenfall lässt nicht lange auf sich warten. Sie muss schon durch ihre Aufmachung, ihre Haltung Respekt einflößen [...] Sie wird ‚flügellahm'."

Unsere Gesellschaft wird von einer Ideologie geformt, die Männer privilegiert. Wir übernehmen die Regeln automatisch, orientieren uns daran, wie Leute uns behandeln und wie sie in Büchern, im Fernsehen und in der Werbung dargestellt werden.

Denken wir hierüber anhand eines konkreten Beispiels nach: Joanna ist eine junge Frau, ihr Partner Will etwas älter als sie. In den meisten Ländern sind die beiden *rechtlich* gleichgestellt – aber in *ideologischer* Hinsicht? Wenn Haslanger recht hat (wovon ich ausgehe), genießt Will tendenziell mehr Anerkennung als Joanna. Ihm wird größere Glaubwürdigkeit attestiert, er gilt als Urheber seiner Handlungen, steht für sich selbst.

Dieses gesellschaftliche Ungleichgewicht würden wir gerne beheben, aber es gibt ein Problem: Unsere ideologischen Vorurteile sind, wie der Epistemologe Charles W. Mills ausführt, schwer zu erkennen, weil wir sie als selbstverständlich empfinden. So sehr Will Joanna auch liebt – es fällt ihm schwer wahrzunehmen, wann und wie ihm ungerechterweise mehr Macht zugestanden wird, weil die Voreingenommenheit zu seinen Gunsten so tief in der Gesellschaft verankert ist.

Mills betont außerdem, dass es viel leichter ist, sich einer Ideologie nicht bewusst zu sein, wenn man nicht unter ihren Folgen leidet. (Wenn die Programme unter Windows X gut laufen, macht man sich keine Gedanken über die Schwächen des Betriebssystems.) Dass Joanna Opfer dieser Vorurteile ist, dürfte Will also weniger bewusst sein als ihr.

Wir alle kennen das Gefühl, fehl am Platz zu sein, aber leider erleben einige es häufiger als andere. Mills und Haslanger ermuntern uns herauszufinden, wo unsere ideologischen Voreingenommenheiten liegen und von welchen wir profitieren. Halten Sie einen Moment inne und überlegen Sie: Wurden Sie schon einmal auf der Straße belästigt? Wird Ihr Scheitern bzw. Ihr Erfolg Ihrem Geschlecht zugeschrieben? Mit wem identifizieren Sie sich in einem Hollywood-Blockbuster? All das nicht zu wissen, ist vielleicht ein Segen, aber es ist zutiefst ungerecht.

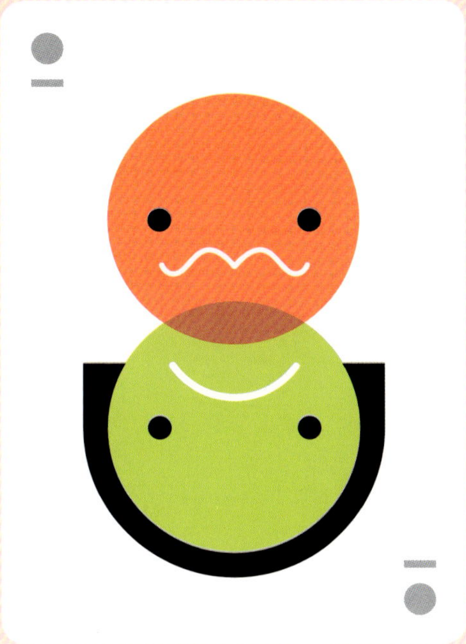
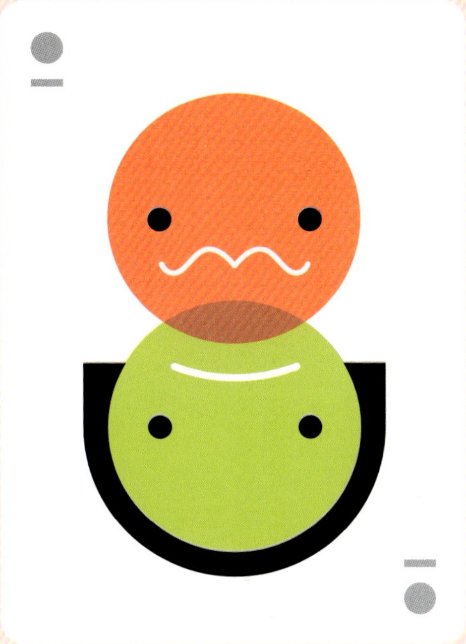
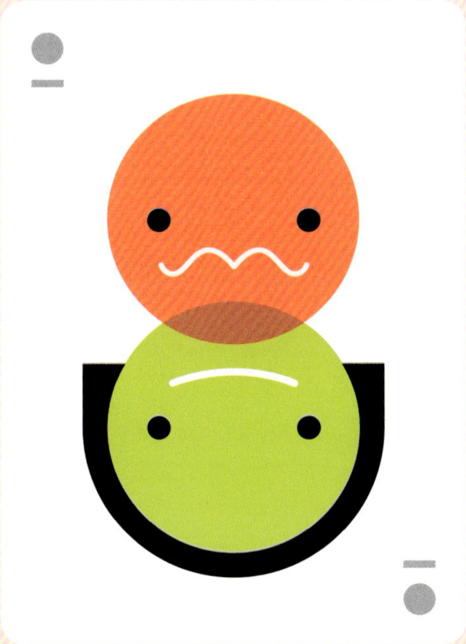
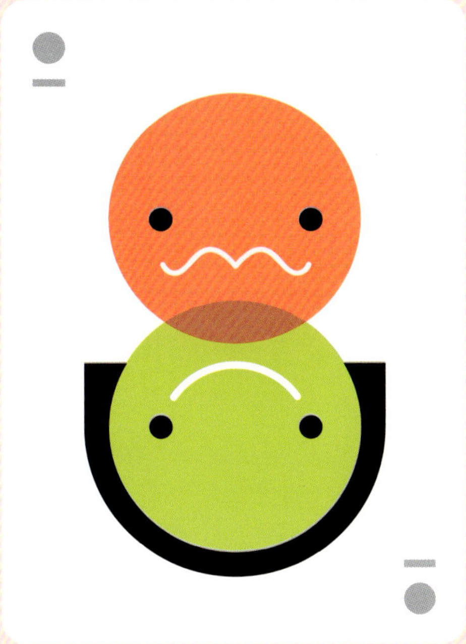

SCHULD

PERSÖN

SACHE,

VERANTW

EINE F

IST EINE
ICHE

ORTUNG
OLITISCHE.

WIEDERGUTMACHUNG

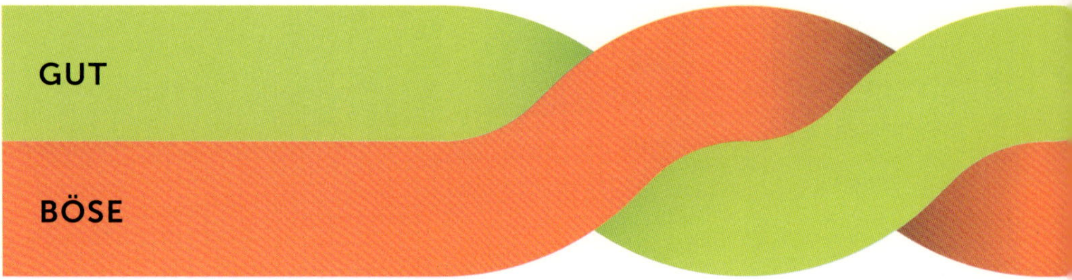

Nehmen wir einen eindeutigen Fall von Fehlverhalten. Bob ist raffgierig und „moralisch ambivalent“. Er bricht bei Hari ein, schlägt ihn zusammen und stielt sein Geld. Bob ist dieses Verbrechens schuldig. Hari verdient Gerechtigkeit, Bob sollte für seine Tat bezahlen, er ist „moralisch verantwortlich“.

Geschichten dieser Art passen gut in unser übliches Verantwortungsmodell. Eine frühe Darstellung dieses Modells finden wir in der *Nikomachischen Ethik* von Aristoteles aus dem 4. Jahrhundert v. Chr. Er stellt darin fest, dass nur jene Lebewesen Verantwortung tragen können, die zumindest über die Fähigkeit verfügen, *bewusste Entscheidungen* zu treffen. Man kann z. B. einen Baum nicht dafür verantwortlich machen, dass er umfällt und ein Auto beschädigt. Er hat nicht *bewusst entschieden* umzufallen.

Aristoteles legt dar, dass eine bewusst handelnde Person nur dann für ihr Tun verantwortlich ist, wenn sie sich freiwillig (ohne Zwang von außen) dazu entschieden hat und um die Konsequenzen ihres Tuns weiß. Niemand hat Bob gezwungen, bei Hari einzubrechen – er tut es aus freiem Willen, aus Gier. Und er kann die Folgen seiner Tat abschätzen. Er weiß, dass er Hari mit seinen Schlägen verletzt und das gestohlene Geld kein Spielgeld ist. Bob ist also zur Verantwortung zu ziehen.

Dieses moralische Gerüst dient Menschen seit Jahrtausenden als Orientierung. Doch es gibt Fälle, in denen die Verantwortlichkeiten

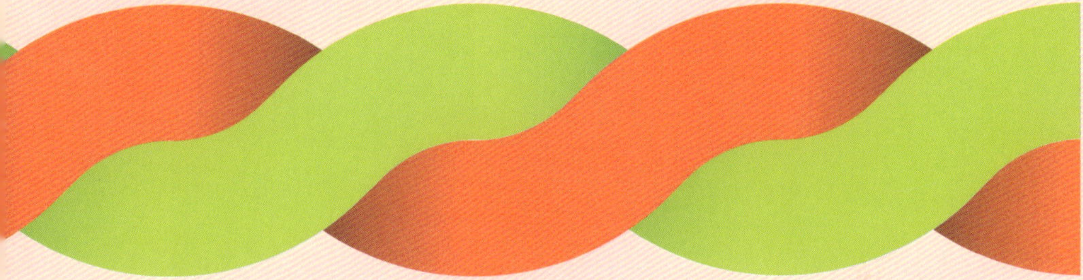

schwieriger zu bestimmen sind. Stellen Sie sich vor, Sie führen einen Hund aus und er kackt – Schock! – auf den Gehweg. Wer ist für die Beseitigung des Haufens verantwortlich? Und wer übernimmt die Verantwortung, wenn Ihr Baby mit seiner Rassel ein Auto zerkratzt? In beiden Fällen haben Sie die Tat nicht begangen, könnten aber zur Verantwortung gezogen werden.

Kommen wir zu Bob zurück. Nehmen wir an, der Dieb ist außerdem ein gewiefter Investor. Nach der Tat floriert sein Geschäft. Er und seine Frau führen ein Leben im Luxus und bekommen viele Kinder. Bobs Urenkelin Roberta gründet später eine eigene Familie. Dank des Wohlstands ihres Urgroßvaters ist sie privilegiert aufgewachsen, lebte in teuren Wohnvierteln, genießt erstklassige medizinische Versorgung. Zu allem Überfluss ist sie auch noch *nett*. Sie spendet für wohltätige Zwecke, ist für ihre Freunde da und engagiert sich für Obdachlose.

Bob kommt leider straflos davon. Da Robertas Urgroßvater schon lange tot ist, kann gemäß Aristoteles niemand mehr für das Verbrechen zur Rechenschaft gezogen werden. Aber bedeutet das, dass *niemand* verantwortlich ist? Roberta hat kein Verbrechen begangen, sie weiß vielleicht gar nichts von der Tat ihres Vorfahren. Sie kann nichts dafür, dass Haris Urenkelin Harriet wegen des ungestraften Verbrechens verarmt ist.

Wie wird das aristotelische Modell diesem Fall gerecht? Offenbar gar nicht.

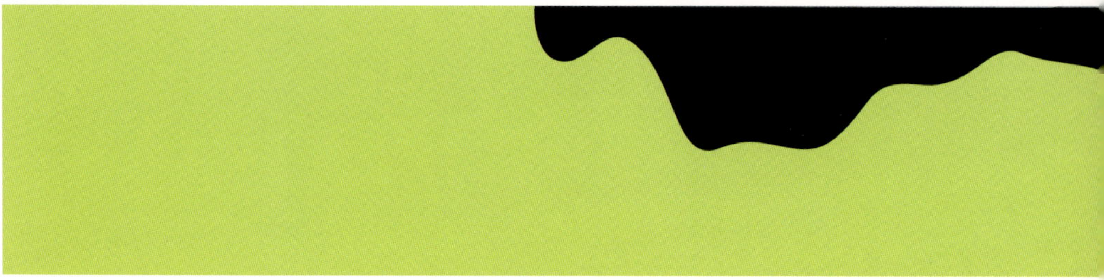

WER ÜBERNIMMT DIE VERANTWORTUNG?

Es gibt schwerwiegende Formen der Ungerechtigkeit, für die Aristoteles' Modell keine befriedigende Lösung zu bieten scheint, z. B. wenn ein großes *Unternehmen* beteiligt ist. Das Schiff einer Ölfirma verursacht eine Ölpest auf See. Die Tier- und Pflanzenwelt wird zerstört, das Meer verseucht. Keiner Einzelperson kann ein Fehlverhalten nachgewiesen werden. Wo liegt die Verantwortung?

Und was ist mit der *intergenerativen* Verantwortung? Die Geschichte von Bob, Roberta, Hari und Harriet mag konstruiert erscheinen, aber es gibt zahllose Beispiele historischer Ungerechtigkeit, für die (gemäß Aristoteles) niemand zur Rechenschaft gezogen werden kann.

Im Namen von König(in) und Vaterland wurden über Jahrhunderte hinweg unzählige Grausamkeiten begangen. Die britische Gesellschaft profitierte von den ruchlosen Taten der Kolonialherrschaft und tut dies bis heute. Das Gleiche gilt für andere europäische Mächte wie Frankreich, Holland, Spanien, Portugal usw., doch laut Aristoteles kann niemand zur Verantwortung gezogen werden, da alle Übeltäter längst tot sind.

Vielleicht ist der Sklavenhalter Aristoteles in dieser Sache nicht der beste Ratgeber? In seiner Abhandlung „A Defence of Affirmative Action" (1994) schreibt der Philosoph Albert G. Mosley:

„Menschen sind keine atomisierten, selbstsüchtigen Entitäten. Sie nehmen sich als Abkömmlinge einer bestimmten Familie und Angehörige bestimmter Gruppen wahr. In den meisten Fällen sind sie ebenso darum bemüht, jenen, mit denen sie sich

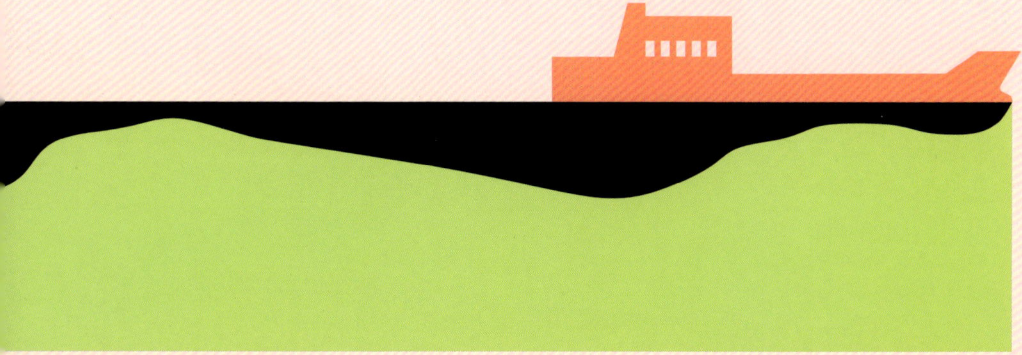

identifizieren, Vorteile zu verschaffen, wie sich um ihren eigenen Vorteil zu sorgen."

Mosley weist darauf hin, dass Aristoteles' individualistischem Modell eine wichtige Dimension fehlt: Wir handeln nicht immer als eigennützige „Atome", sondern als Mitglied einer Gemeinschaft. Die britischen Kolonialisten handelten nicht nur für sich selbst, sondern auch für ihre Nachfahren. Das trifft genauso auf amerikanische Sklavenhalter – und, in obiger Geschichte, auf Bob zu.

Mosleys Hinweis steht im Einklang mit den Gedanken Hannah Arendts. Die politische Theoretikerin meinte, ein Individuum müsse Verantwortung für das Handeln anderer übernehmen, wenn deren Taten im Namen einer Gemeinschaft geschahen, mit der sich das Individuum identifiziert. Bobs Familie hat von seinem Verbrechen profitiert, und da Roberta sich als Mitglied dieser Familie sieht, sollte sie die Verantwortung für die Taten ihres Urgroßvaters tragen.

Wenn Sie jetzt einwenden, dass Roberta keine Schuld trifft, weil sie nichts Falsches getan hat, stimmt das nur zum Teil. Arendt betont in ihrem Aufsatz „Collective Responsibility" (1987) den Unterschied zwischen Schuld und Verantwortung: Schuld ist für sie eine persönliche Angelegenheit, Verantwortung eine politische. Roberta ist also nicht schuldig, kann aber als Mitglied von Bobs Familie und Nutznießerin seiner ungerechten Tat zur Verantwortung gezogen werden.

Die Bürger trifft keine Schuld an den historischen Verbrechen z. B. der Kolonialzeit, aber als Mitglieder der Gesellschaft, die davon profitiert, tragen sie Verantwortung.

MORALISCHER BALLAST

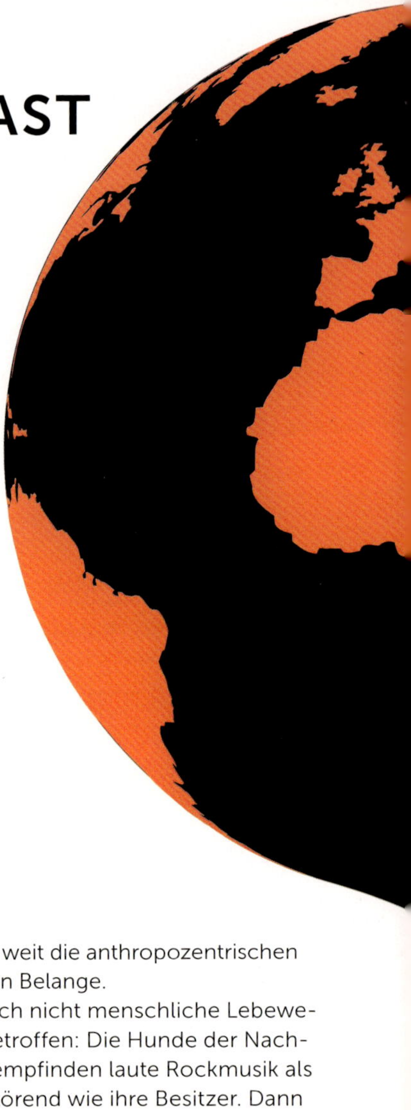

Die Erde ist eine ziemlich große Kugel mit einem Umfang von ungefähr 40.000 km. Etwa 7,5 Milliarden Menschen leben auf ihr. Solche Größenordnungen sind für unseren kleinen Verstand schwer zu fassen, also fangen wir ganz klein an – beginnen wir mit Katy.

Katys Freunde ziehen in eine neue Wohnung, und das halbe Jahr, bis die alte Bude verkauft ist, darf Katy mietfrei darin wohnen. Fantastisch! Katy verbringt sechs großartige Monate und gibt das Geld, das sie an Mietkosten spart, für rauschende Partys aus. Sauberkeit und Ordnung sind nicht ihre Stärke, alle Topfpflanzen gehen ein, aber was soll's! Als die sechs Monate um sind, feiert sie eine fette Auszugsparty. Es geht wild zu, die Musik ist so laut, dass die Nachbarn gegen die Wand hämmern. Katy und ihre Partygäste verschütten Wein auf dem Sofa, die Mülleimer laufen über, aber Katy ist das egal. So sind Abschiedspartys nun mal!

Das finden wir ziemlich uncool. Erstens schadet Katys Handeln den Nachbarn. Die Partygesellschaft hört wegen der lauten Musik das Weinen nicht, aber das Paar nebenan hat kleine Kinder und verbringt eine schlaflose Nacht. Und dann sind da noch die künftigen Besitzer – sie werden Katys Chaos in Ordnung bringen müssen, nachdem sie weg ist. So weit die anthropozentrischen moralischen Belange.

Aber auch nicht menschliche Lebewesen sind betroffen: Die Hunde der Nachbarschaft empfinden laute Rockmusik als genauso störend wie ihre Besitzer. Dann wären da noch die Topfpflanzen: Wir zählen sie zwar nicht zu den fühlenden Wesen, aber es waren wunderschöne seltene Orchideen, und nun sind sie verwelkt und tot.

Übertragen wir nun Katys absolut uncooles Verhalten auf die globale Ebene. Die Folgen des Klimawandels sind gravierender

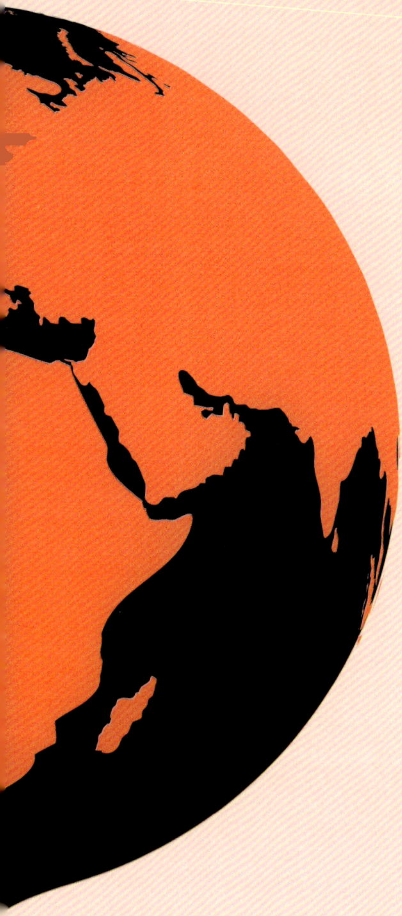

als ein paar welke Pflanzen und genervte Immobilienkäufer – die Folgen sind Flutkatastrophen, Wüstenbildung und Tod.

Umweltethiker kann man in zwei Gruppen unterteilen. Die einen konzentrieren sich auf *anthropozentrische* Belange, warnen also z. B. vor der Erderwärmung, weil sie den *Menschen* schadet. Das ist offensichtlich der Fall, viele Menschen sind betroffen: Im Golf von Bengalen werden Inseln überflutet, während der Tajo bzw. Tejo, der durch Spanien und Portual fließt, austrocknet.

Dem englischen Grünen-Politiker Rupert Read geht es vor allem um die künftigen Generationen. Unser Umgang mit der Umwelt schafft schreckliche Voraussetzungen für unsere Nachkommen, sagt er. In Anlehnung an die in Lektion 15 behandelten Themen kann man hier von „intergenerativer Ungerechtigkeit" sprechen.

Für andere Philosophen stehen *nicht anthropozentrische* Belange im Vordergrund. In Lektion 7 haben wir gesehen, dass Peter Singer davon ausgeht, dass nicht menschliche Tiere unsere moralische Anteilnahme verdienen. Theoretiker wie Aldo Leopold gehen weiter und sagen, dies gelte auch für Entitäten ohne Bewusstsein, wie Wälder und Flüsse. Der Tod von Katys Orchideen stellt für den Menschen vielleicht kein Übel dar, aber Leopold findet es besorgniserregend, sie achtlos sterben zu lassen. Ihn beunruhigt, wie wir natürliche Ressourcen nutzen und missbrauchen, ohne ihre komplexen Beziehungen untereinander (und zu uns) zu durchschauen.

„Eine Handlung ist richtig, wenn sie dazu beiträgt, die Integrität, Stabilität und Schönheit der Natur zu erhalten. Sie ist falsch, wenn sie das Gegenteil bewirkt."

Anthropozentrisch oder nicht – die Folgen des vom Menschen verursachten Klimawandels sind ethisch problematisch.

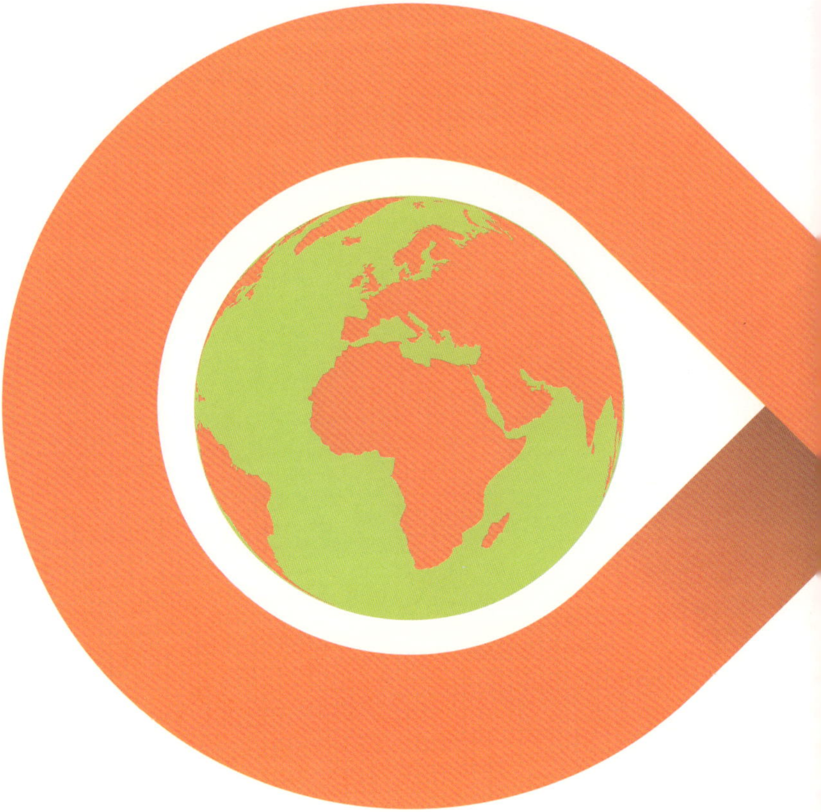

TRAUEN WIR DEN EXPERTEN?

Über Umweltethik wird viel gestritten, aber bei den Leuten auf der Straße geht es meist nicht um die Frage, ob der vom Menschen verursachte Klimawandel schädlich ist, sondern darum, ob er überhaupt *existiert*.

Ich bin kein Klimaforscher. Was ich in diesem Kapitel über die Klimaerwärmung schreibe, basiert auf Informationen aus dem Internet. Die Klimatologie ist ähnlich wie Astrophysik und Biochemie eine höchst komplexe Wissenschaft. Es ist daher unvermeidlich, dass ich mich bei meiner Meinungsbildung auf die Erkenntnisse anderer Menschen verlasse. Dieser Abhängigkeit wohnt jedoch ein kleines epistemisches Risiko inne, und genau darauf stürzen sich die „Klimaskeptiker". Sie fragen: *Was, wenn wir uns auf die falschen Leute verlassen?*

Wenn Ihnen dieser Punkt Sorge bereitet, empfehle ich die Lektüre der *Pensées – Gedanken* von Blaise Pascal, einem französischen Philosophen des 17. Jahrhunderts. In der sogenannten „Pascal'schen Wette" formuliert er ein berühmt gewordenes Argument für die Existenz Gottes. Im Rahmen der damals sehr populären Diskussion um Gottesbeweise verlagert er den Schwerpunkt weg von der Frage, ob es Beweise *für* oder

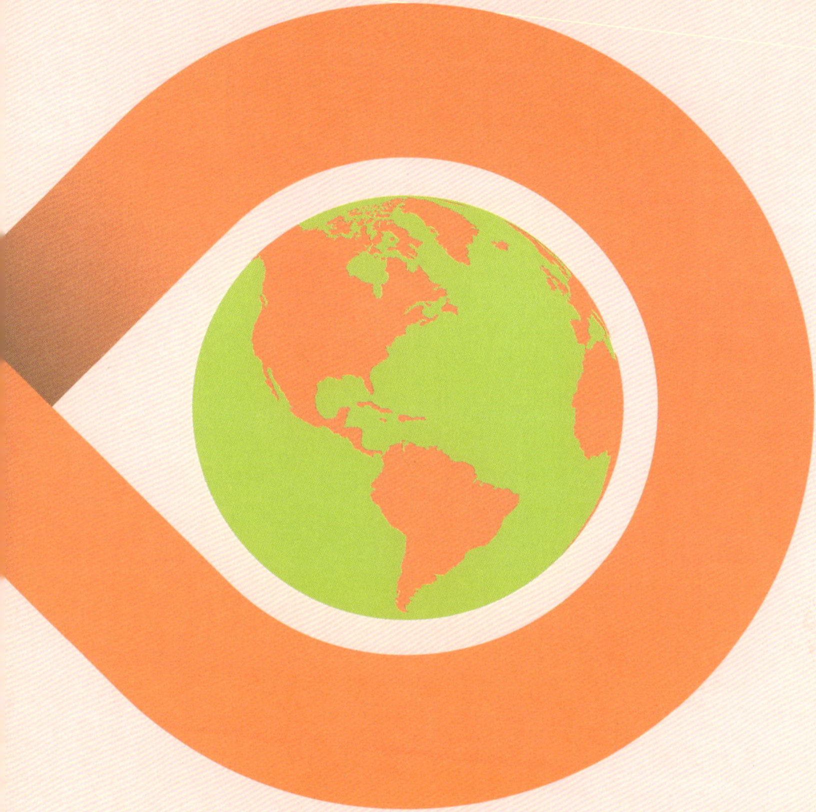

gegen die Existenz eines allmächtigen Gottes gibt. Stattdessen plädiert er dafür, so zu handeln, *als glaube man*, dass Gott existiert. Seine Begründung lautet: Sowohl die potenzielle Belohnung – der Himmel – als auch die potenzielle Strafe – die Hölle – sind unendlich und wiegen damit schwerer als alle endlichen Belohnungen (vergängliche Freuden) oder Strafen (vergängliche Entbehrungen), die man erhält oder erleidet, wenn Gott *nicht* existiert.

Dieses Prinzip lässt sich auch auf die Behauptung der Klimaskeptiker anwenden. Selbst wenn der menschengemachte Klimawandel nicht real sein sollte, ist es besser, so zu handeln, als wäre er es, denn die Maßnahmen, die wir ergreifen würden, z. B. ein Verbot von Fracking oder Kohlebergbau, sind endlich, d. h., könnten wieder aufgehoben werden, wenn sie sich als wirkungslos erweisen. Würden wir hingegen handeln, als existiere die Klimaerwärmung nicht, lägen damit aber falsch, hätten wir endliche Ressourcen aufgebraucht und jahrtausendealte Ökosysteme für immer zerstört – eine Katastrophe mit potenziell unendlichen Negativfolgen.

Fazit: Trotz des erwähnten epistemischen Restrisikos ist der potenzielle Gewinn des Kampfes gegen den Klimawandel *unendlich*.

TOOLKIT

13

Für die Behauptung, „Rassen" seien „naturgegeben", scheint es keine biologische Rechtfertigung zu geben. Dennoch ist es wichtig, „Rasse" bzw. ethnische Zugehörigkeit als soziale Kategorie anzuerkennen.
Denkaufgabe: Gibt es andere „naturgegebene" Gruppierungen, die ebenfalls eine genauere Untersuchung verdienen?

14

Wir erfahren die Welt durch den Filler einer Ideologie, und manchmal führt das dazu, dass wir geneigt sind, bestimmten Leuten mehr Macht zuzugestehen als anderen.
Denkaufgabe: Ist es möglich, die eigenen ideologischen Neigungen und Tendenzen ohne Hilfe von anderen herauszufinden?

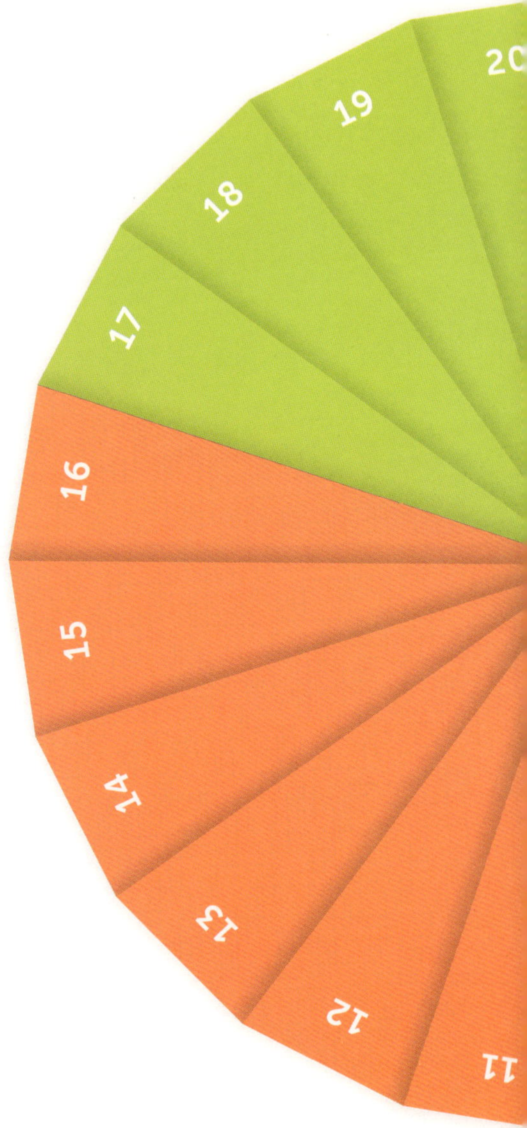

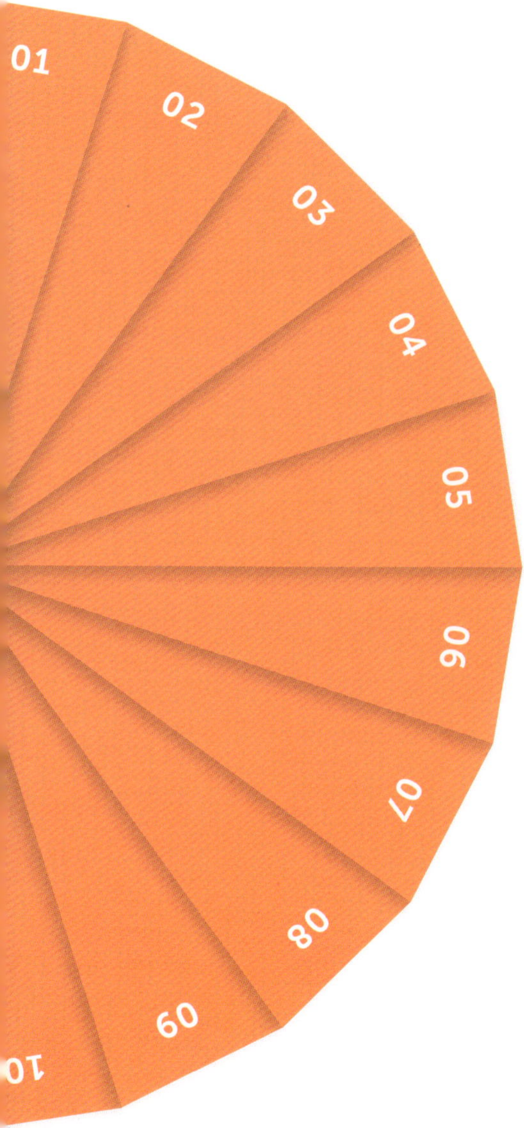

15

Wir fühlen uns in der Regel moralisch verantwortlich für die Handlungen, die wir selbst ausgeführt haben. Doch es besteht ein Unterschied zwischen Verantwortung und Schuld. Es ist möglich (und manchmal notwendig), für etwas Verantwortung zu übernehmen, das man nicht getan hat.
Denkaufgabe: Kann man an etwas schuld sein, das man nicht getan hat?

16

Die Erderwärmung hat anthropozentrische und nicht anthropozentrische Nachteile zur Folge. Selbst wenn man den wissenschaftlichen Beweisen für den Klimawandel nicht glaubt, ist es wichtig, sich so zu verhalten und zu handeln, als traue man ihnen.
Denkaufgabe: Der Klimawandel bedroht das Leben unserer Nachkommen – aber könnte es sein, dass die Tatsache, dass wir Nachkommen in die Welt setzen, zur fortgesetzten Erderwärmung beiträgt?

ZUR VERTIEFUNG

LESEN

The Equality Illusion
Kat Banyard (Faber and Faber, 2011)

Geistiger Klimawandel
James Garvey (Wiss. Buchges., 2010)

Female Masculinity
Judith Jack Halberstam
(Duke University Press, 1998)

Frauen kommen nicht vor
Dale Spender (Fischer TB-Verlag, 1989)

ANHÖREN

„Reparations" (5. Februar 2017), Philosophy Talk
Kenneth „Ken" Taylor und John Perry, Philosophie-Professoren der Stanford University, im Gespräch mit dem Politikwissenschaftler Michael Dawson (University of Chicago).
www.philosophytalk.org/shows/reparations

ANSCHAUEN

Der 13. (13th)
Der preisgekrönte Dokumentarfilm aus dem Jahr 2016 (Regie: Ava DuVernay) deckt die oppressiven Strukturen und den tief verankerten Rassismus des US-amerikanischen Justizsystems auf.

The Boss of it All (Direktøren for Det Hele)
Diese dänische Komödie aus dem Jahr 2006 (Regie: Lars von Trier) wirft die Frage auf, was Verantwortung bedeutet (und was Menschen auf sich nehmen, um sie zu umgehen).

Britain Does Owe Reparations
Der bekannte indische Politiker Shashi Tharoor zu Gast bei dem renommierten britischen Debattierclub Oxford Union.
www.youtube.com/watch?v=f7CW7S0zxv4

BESUCHEN

Battle of Ideas
Jedes Jahr im Herbst findet im Londoner Barbican Centre das Festival „Battle of Ideas" statt. Mittlerweile gibt es Ableger in Zürich, Berlin, Brüssel und anderen europäischen Städten.

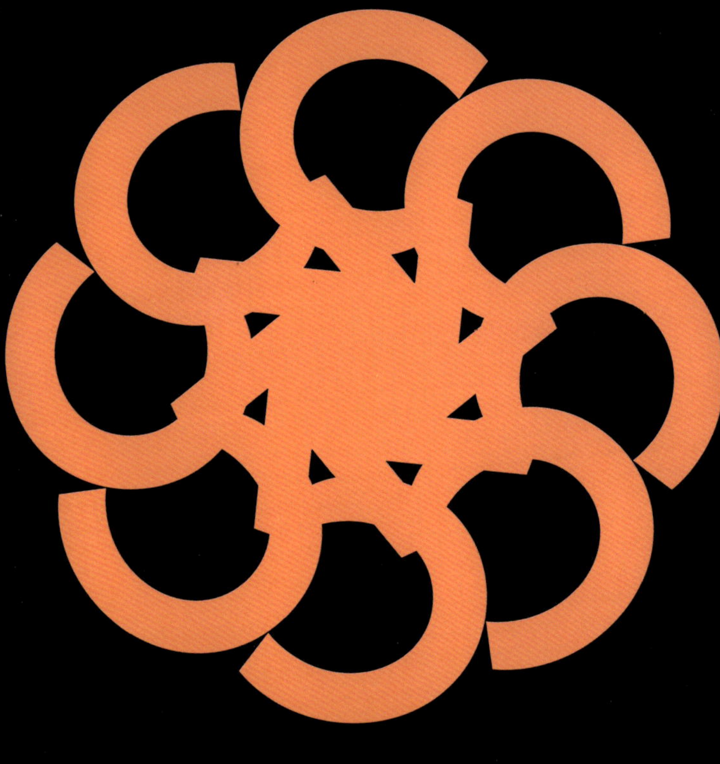

FREIZEIT

LEKTIONEN

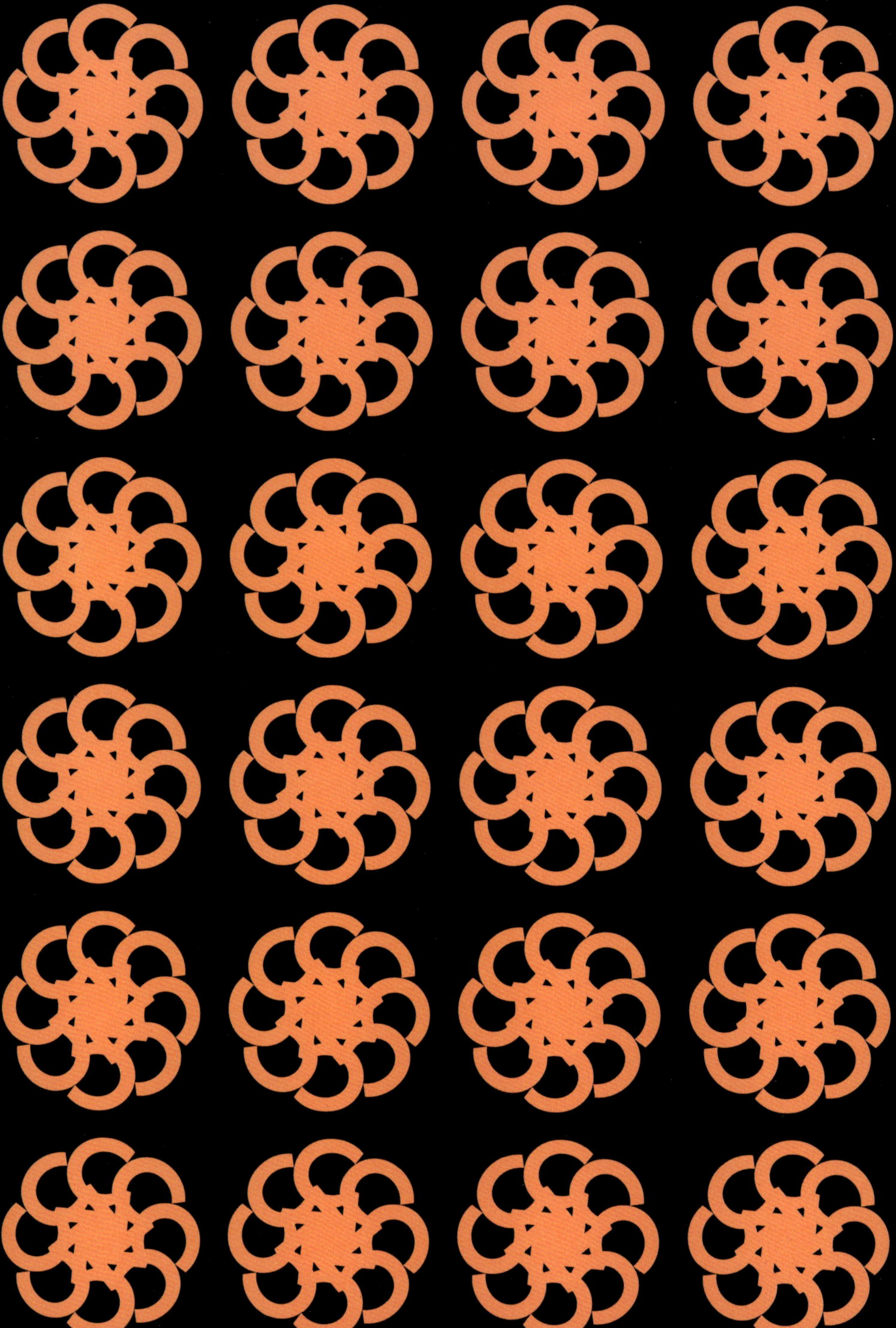

„Progressive Kunst kann Menschen helfen, nicht nur etwas über die objektiven Kräfte zu erfahren, die in der Gesellschaft am Werk sind, sondern auch über das zutiefst soziale Wesen des Einzelnen." ***Angela Davis***

Wie der Zuckerguss eines Donuts deckt Philosophie absolut alles ab, inklusive Donuts. Ästhetik – die Lehre von der Natur des Schönen – beinhaltet die Frage nach dem „guten" Geschmack ... und wer könnte über Geschmack reden, ohne Donuts zu erwähnen? Seit Platon sind Philosophen der Ansicht, dass Kunst, Literatur, Hobbys und Zeitvertreib geistige Aufmerksamkeit verdienen – somit stehen Freizeitbeschäftigungen im Zentrum unseres letzten Kapitels.

Hat *A Nightmare on Elm Street* Ihnen schlaflose Nächte beschert? Haben Sie sich je gefragt, warum Sie sich vor etwas fürchten, von dem Sie wissen, dass es nicht real ist? In Lektion 17 werden wir untersuchen, wie wir auf Filmungeheuer und das „Paradox der Fiktion" reagieren. Sie müssen dann bei *The Ring* zwar trotzdem schreien, aber werden sich etwas besser dabei fühlen.

Vielleicht mögen Sie Horrorfilme ja gar nicht. Mit ihren B-Movie-Schreckgestalten und abgedroschenen Klischees fallen Horrorfilme oft eher in die Kategorie Trash – im Gegensatz zur „hohen Kunst" Mozarts oder Barbara Hepworth. Beweist die Tatsache, dass wir Kunstwerke kategorisieren, dass es „objektive Geschmacksstandards" gibt?

Bei aller Unterschiedlichkeit unserer künstlerischen Präferenzen können wir uns doch darauf einigen, dass gute Kunst – ob Literatur, Videospiele oder Malerei – Kreativität zur Schau stellt. Wir bezeichnen einen Künstler als „kreativ", aber was genau ist eigentlich „Kreativität"? Denker wie Platon und Virginia Woolf haben Antworten. Dazu mehr in Lektion 19.

In der letzten Lektion betrachten wir eine relativ neue Kunstform: Computerspiele. Die technische Entwicklung schreitet rasend schnell voran, und Virtual-Reality-Systeme werfen Fragen über die nicht virtuelle Wirklichkeit auf. Worin unterscheidet sich unser Leben von einer Computersimulation – und was bedeutet das für unser Identitätsempfinden? Und erneut gehen wir der Idee nach, dass unser Glaube an ein einzelnes, einheitliches Selbst nicht länger selbstverständlich scheint. Ist das gut so? Ist es besser? Das können nur Sie selbst entscheiden!

HORRORFILME

Die schwitzigen Hände. Das verschüttete Popcorn. Das Nach-Luft-Schnappen, wenn das Monster durchs Bild huscht. Wir alle wissen, dass Gruselfilme wirklich gruselig sein können. Sie lassen uns erzittern und die Haare zu Berge stehen, versetzen uns in höchste Anspannung. Und sie sind nicht die einzigen Filme, die emotionale Reaktionen hervorrufen. *Spoiler-Alarm*: Liebesfilme können romantisch sein und Komödien lustig, Thriller spannend und Dramen dramatisch!

Das ist alles ziemlich unstrittig, aber ... wenn Sie *wirklich* Angst vor dem Filmmonster hätten, würden Sie dann nicht lauter schreien als alle anderen im Kino? Und losrennen, um Familie und Freunde vor dem mordenden Freddy Krueger zu warnen? Damit wir uns tatsächlich vor etwas fürchten, müssen wir überzeugt sein, dass da etwas ist, das uns Angst einjagt – wir wissen aber, dass Krueger der Fantasie von Wes Craven entsprungen ist. Wir wissen, dass es sich um Schauspieler in einer Filmkulisse handelt.

Zur Beschreibung dieses Phänomens prägte Colin Radford 1975 in seinem Artikel „How Can We Be Moved by the Fate of Anna Karenina?" den Begriff „Paradox der Fiktion". Dieses Paradox hat drei Prämissen; jede für sich erscheint wahr, aber im Zusammenspiel scheinen sie einander zu widersprechen.

Die erste Prämisse postuliert, dass nur solche Personen und Umstände uns emotional berühren, von deren *Existenz* wir *tatsächlich überzeugt* sind. Klingt plausibel, oder? Wenn wir wissen, dass etwas nicht wahr ist, bewegt es uns nicht. Würde Ihnen jemand erzählen, Ihr Hamster sei gestorben, wären Sie traurig – es ergäbe aber keinen Sinn, traurig zu sein, wenn Sie später herausfänden, dass Ihr Hamster wohlauf ist.

Die zweite Prämisse besagt, dass bei der Beschäftigung mit Fiktion, mit Büchern, Filmen, TV, Computerspielen, dieser Glaube an die Existenz fehlt. Klingt ebenfalls einleuchtend. Wir halten Freddy Krueger nicht für real.

Die dritte Prämisse schließlich behauptet, dass fiktionale Figuren und Situationen uns tatsächlich bewegen. Wir erschrecken vor fiktionalen Monstern, verlieben uns in fiktionale Protagonisten. *Fiktion berührt uns.*

Radford stellt fest, dass unmöglich alle drei Prämissen wahr sein können: Wie können uns Figuren bewegen, von denen wir wissen, dass sie nicht real sind, obwohl wir, um ergriffen zu sein, an ihre Existenz glauben müssen? *Das* ist das Paradox der Fiktion.

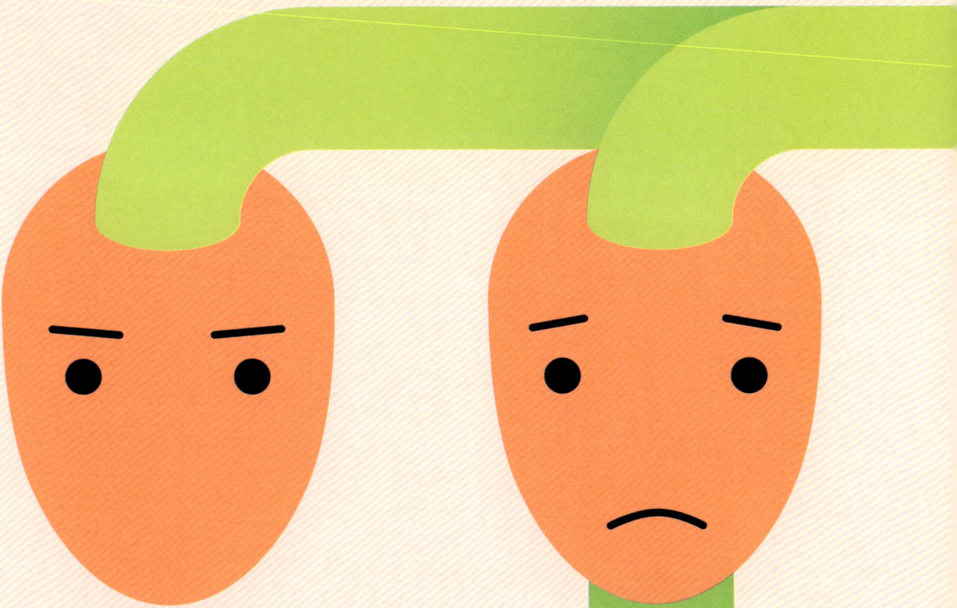

Philosophen bieten eine Reihe von Antworten auf diese Frage. Eva Schaper z. B. bezweifelt die Plausibilität von Prämisse eins: Sie glaubt, wir sind nicht deswegen ergriffen, weil wir eine Figur für real halten, sondern weil wir denken, dass sie Wesenszüge trägt, die der Angst oder Liebe würdig sind. Kendall Walton widerspricht Prämisse drei: Er glaubt, dass wir uns nicht wirklich fürchten, sondern die Angst nur spielen. Andere stellen Prämisse zwei infrage und verweisen auf unsere Bereitschaft, uns auf die fantastischen bzw. unmöglichen Vorgaben eines fiktionalen Werkes einzulassen. Vielleicht gibt es Freddy Krueger ja doch! (Können Sie das Gegenteil beweisen?)

Denken Sie beim nächsten Gruselfilm einmal darüber nach. Fürchten Sie sich? Oder tun Sie nur so? Glauben Sie allen Ernstes, das Monster sei real? Und wenn nicht … warum zittern Ihre Hände so?

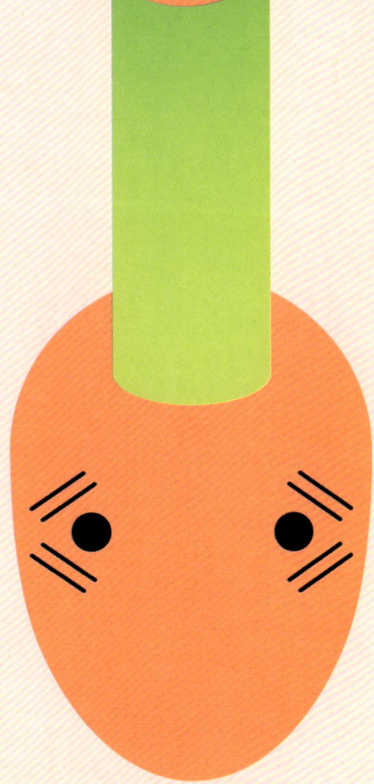

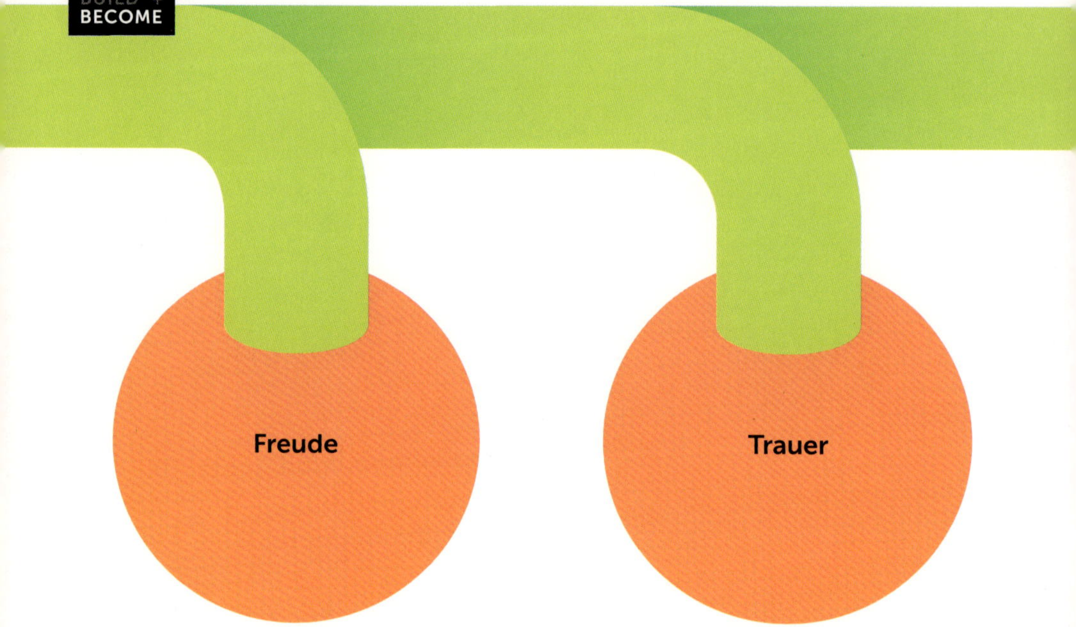

NÜTZLICH … ODER RISKANT?

Egal, wie Sie über das Paradox denken – Fakt ist, dass Fiktion uns emotional bewegt. Manche Geschichten machen uns traurig, andere froh oder wütend oder jagen uns Angst ein. Fiktion kann subtile Emotionen hervorrufen. Sie kann an unseren Gerechtigkeitssinn appellieren oder ein Liebesgefühl intensivieren. Das ist die Macht der Fiktion.

Horrorfilme können existenzielle Ängste auslösen. Die Kritiker von Gewaltfiktion warnen vor einer Verrohung der Gesellschaft (vgl. dazu auch Lektion 12). Den Filmen von Quentin Tarantino wurde z. B. vorgeworfen, Gewalt derart zu *verherrlichen* und zu *normalisieren*, dass Gewalttätigkeiten generell zunehmen würden. Diese vermeintlichen Auswirkungen führten dazu, dass immer wieder der Ruf nach Zensur laut wurde.

Doch schon in der Antike, bei Aristoteles, finden wir Argumente gegen die Behauptung, Gewaltdarstellungen seien grundsätzlich schädlich – manche scheinen sich sogar als hilfreich zu erweisen. Nehmen wir z. B. den Tarantino-Film *Inglourious Basterds* mit seinen extremen Gewaltdarstellungen. Es handelt sich um eine Rachefantasie. Tarantino dachte sich eine Gruppe jüdischer Soldaten im Zweiten Weltkrieg aus, die Nazis in die Luft jagt und Hitler tötet.

Der Film ist sicher nicht jedermanns Geschmack, aber er präsentiert fiktionale Szenarien, in denen unterdrückten Menschen Gelegenheit gegeben wird, historische Ungerechtigkeit mithilfe von brutaler Gewalt zu überwinden. Möglicherweise, in Anlehnung an Aristoteles' *Poetik*, eine Art „Katharsis".

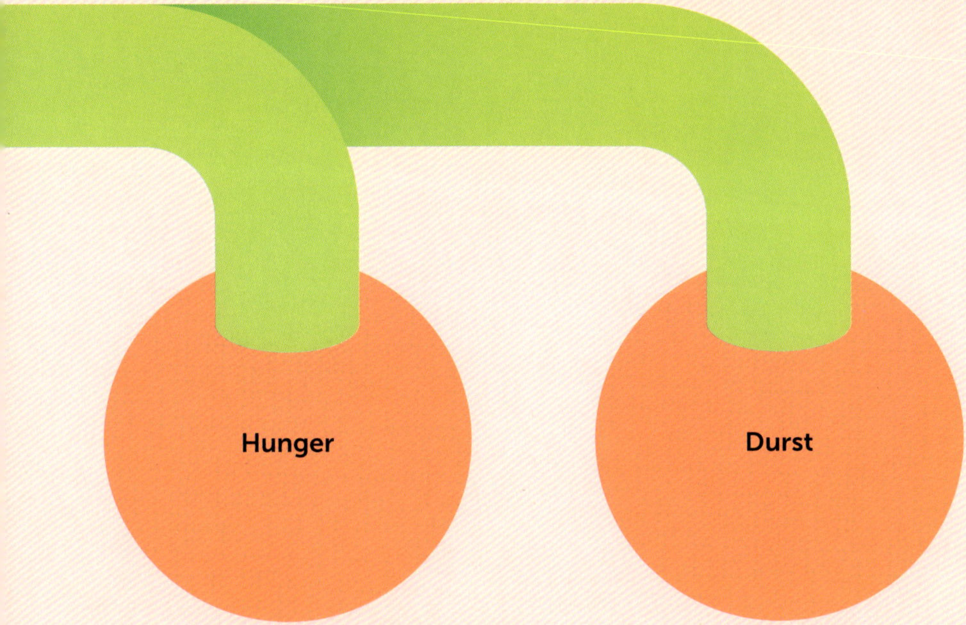

Für Aristoteles sind Emotionen eng mit Moral verbunden. Gefühle sollten so entwickelt sein, dass man Freude empfindet, wenn man ethisch gut handelt, und fehlerhaftes Verhalten bedauert. Emotionen sind körperliche Regungen wie Hunger oder Durst, die uns zu korrektem Verhalten animieren sollen. Manche emotionalen Reaktionen will man fördern, andere vermeiden. Wir sollen sie *kontrollieren*. Eine der zahlreichen Methoden, dies zu tun, ist die „Katharsis", eine Art Ventil für ungesunde oder störende Gefühle: „Die Tragödie ist eine Nachahmung einer [...] Handlung, [...] die Jammer und Schaudern hervorruft und hierdurch eine Reinigung von derartigen Erregungszuständen bewirkt."

Die Tatsache, dass Tragödien Mitleid und Furcht hervorrufen, kann im Publikum ein gefährliches Übermaß dieser Emotionen freisetzen. Das Weinen und Erschauern soll uns befreien. Mitleid und Furcht werden auf etwas Fiktives gerichtet, sodass wir uns wieder besser auf die praktischen Dinge des Alltags konzentrieren können.

Mitglieder einer Gruppe, die historische Ungerechtigkeit erfahren hat, empfinden möglicherweise Wut. Aber wenn die Übeltäter tot sind, geht die Wut ins Leere, und diese Menschen wollen auch nicht *tatsächlich* gewalttätig werden. Dennoch haben filmische Gewaltdarstellungen eine *kathartische* Wirkung. Sie zerstreuen die Wut und ermöglichen die praktische Beschäftigung mit weniger Emotionalem wie Entschädigungszahlungen.

Jedenfalls würde Aristoteles das so sehen. Und Tarantino. Aber was denken Sie?

GAUMENFREUDEN

Kennen Sie Marmite? Diesen schwarzen, klebrigen Hefeextrakt, nach dem die Briten so verrückt sind? Die merkwürdige Würzpaste ist ein Nebenprodukt der Bierherstellung und wird im englischsprachigen Raum für alles Mögliche verwendet. Doch es gibt auch Leute (mich eingeschlossen), die das Zeug nicht ausstehen können.

Haben Marmite-Fans recht, wenn sie sagen, es sei köstlich? Liege ich falsch, wenn ich sage, dass es abscheulich ist? Vielleicht finden Sie diese Fragen unpassend, schließlich ist es eine „Geschmacksfrage". Es ist „subjektiv", basta. Das Gleiche gilt für Opern, Hip-Hop, Komödien und Actionfilme. Wie heißt es so schön: *De gustibus non est disputandum* – über Geschmack lässt sich nicht streiten!

Der schottische Philosoph David Hume stellt dies infrage. In seiner berühmten Abhandlung „Of the Standard of Taste" (1757) stellt er heraus, dass zwar ein jeder andere Dinge mag, jedoch ein allgemeines Einverständnis darüber herrscht, dass einige dieser Dinge besser sind als andere.

Zum Beispiel würden die meisten Leute zustimmen, dass die Romane von George Eliot künstlerisch wertvoller sind als die von John Grisham. Die meisten finden die Gemälde Frida Kahlos gelungener als die des früheren US-Präsidenten George W. Bush.

Hume meint, unser kollektives Urteil, dass Eliot eine bessere Schriftstellerin als Grisham ist, basiere auf dem Vorhandensein von objektiven Standards. Es gebe ein Maß, unabhängig von persönlichen Vorlieben, das es uns erlaubt zu sagen, dass Kahlos Werk schöner ist als Bushs. Aber wie wird dieser objektive Standard festgelegt? Laut Hume finden wir das wahre Maß des (guten) Geschmacks „im einhelligen Urteil guter Kritiker". Einige Menschen sind in der Beurteilung von Kunstwerken besonders bewandert, ihrem Urteil sollen wir vertrauen.

Das klingt einleuchtend. Es scheint tatsächlich Leute mit einem besonders ausgeprägten ästhetischen Gespür zu geben. Weinexperten haben z. B. extrem trainierte Geschmacksknospen und können feinste Nuancen schmecken und beschreiben, die andere Leute nicht gesondert wahrnehmen. Mit Theaterliebhabern verhält es sich ähnlich.

„Allein der gesunde Menschenverstand, durch Übung geschärft, durch Vergleiche gereift, in Kombination mit Zartgefühl und Vorurteilsfreiheit, qualifiziert gute Kritiker. Aus ihrem einhelligen Urteil ergibt sich die Regel des Geschmacks."

Hume meint damit, dass „gute Kritiker" einen ausgefeilten Sinn für Ästhetik und die Fähigkeit besitzen, ein Kunstwerk objektiv zu beurteilen. Sie verfügen über ein tieferes Verständnis des jeweiligen Sachgebiets als andere, denen es an Übung und „wahrem Kunstsinn" fehlt. Natürlich sind auch sie nicht unfehlbar – daher Humes Forderung nach einem „einhelligen Urteil" –, aber gemeinsam können diese Kritiker objektive Geschmacksregeln aufstellen. Jedenfalls will Hume uns das glauben machen.

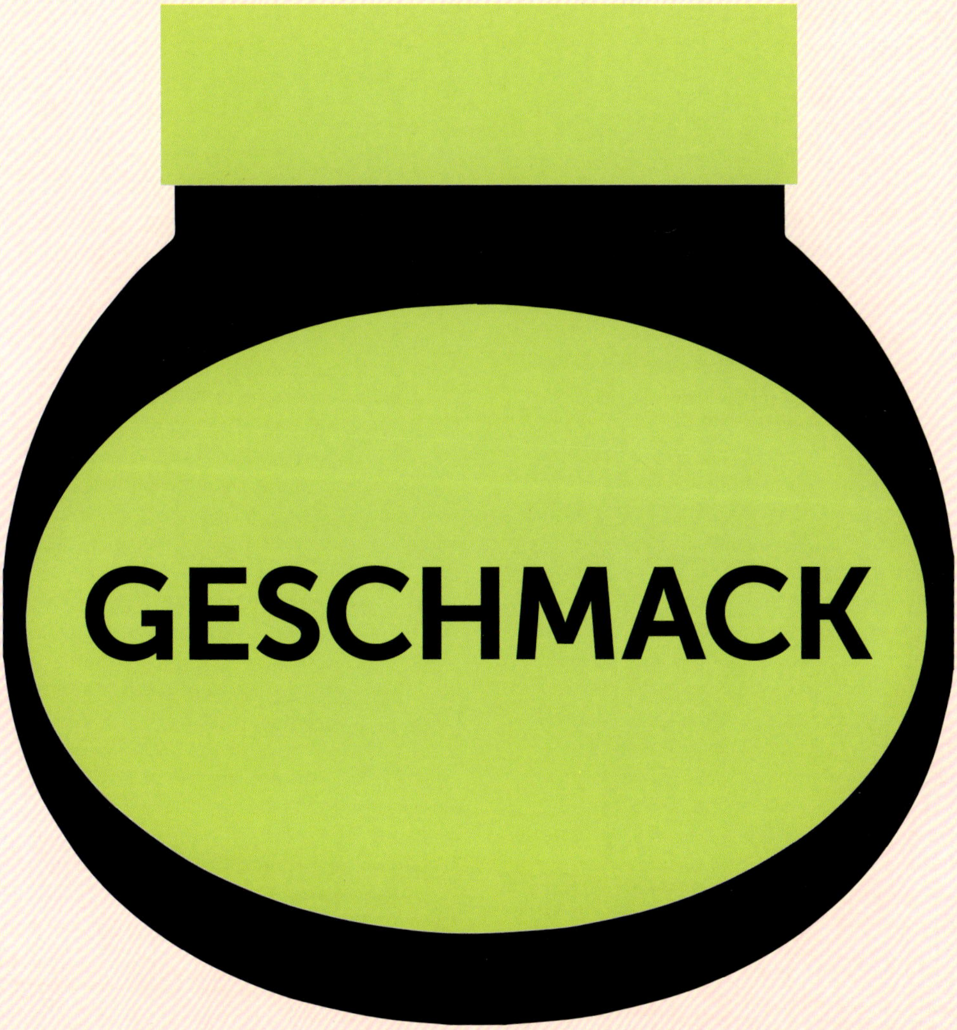
GESCHMACK

GESCHMACKS-TYRANNEI

Humes Anspruch auf ästhetische Objektivität ist in mehrfacher Hinsicht bedenklich.

Betrachten wir noch einmal seine Begründung für die Existenz objektiver Standards: Es gebe Werke, sagt er, die zu allen Zeiten in allen Ländern allgemein Gefallen fanden. Starke Behauptung. Wie belegt er das? Wie umfangreich hat er das erforscht? In allen Ländern zu allen Zeiten? Ergibt diese Behauptung überhaupt einen Sinn? Nehmen wir ein Vorzeigewerk unserer westlichen Kultur: William Shakespeares Hamlet. Wie könnte man es auch nur einer kleinen Zahl anderer Kulturen zugänglich machen? Das Publikum müsste das Englisch des 16. Jahrhunderts verstehen, die damaligen Sitten, Gebräuche und Theaterkonventionen kennen. Nicht sehr plausibel. Selbst wenn alle Europäer Shakespeare mögen würden, wäre Humes Behauptung eine schlecht durchgeführte Induktion auf der Grundlage zu weniger Beobachtungen.

Zudem kritisieren viele die politische Einstellung hinter Humes Ästhetik. Sobald wir die Existenz objektiver Geschmacksregeln anzweifeln, hinterfragen wir, was die Kritiker eigentlich machen. Ästhetiker wie Richard Shusterman und Carolyn Korsmeyer finden Humes „gute Kritiker" unheimlich: Hume verleihe einigen Leuten die Macht festzulegen, was schön ist und was nicht.

Stellen Sie sich vor, Sie gehen zur Arbeit und treffen auf Alan, den Büroleiter. Alan hat eine Schwäche für kuriose Krawatten. Heute trägt er ein besonders hässliches Exemplar mit einem Clown. Unglücklicherweise halten die Leute Alan für einen von Humes „guten Kritikern". Als solcher können er und seine Kritikerkollegen behaupten, kuriose Krawatten (speziell die mit Clowns darauf) seien grundsätzlich und objektiv schön und witzig. Es ist nicht einfach nur seine Meinung, es ist die Wahrheit. Und es spielt keine Rolle, was Sie denken oder wie sehr Sie solche Krawatten hassen – Ihr Geschmack wird von nun an in Abhängigkeit von Alans Standards beurteilt.

Was wären das für Leute, die Hume als gute Kritiker bezeichnen würde? Im Falle von Weinverkostern wären das Personen, die die Zeit und das Geld haben, jede Menge teuren Wein zu trinken, um ihren Gaumen zu trainieren, „historisch sozial Privilegierte" in Shustermans Worten, die in der Weltgeschichte herumgondeln und Kunstgeschichtsseminare besuchen. Der Subtext von Humes Abhandlung lautet: Leute mit diesen Privilegien entscheiden, was schön ist. Das kann nicht richtig sein – oder?

SIND SIE
DASS SIE
GERADE
COMPUT
SPIELEN?

SICHER,
NICHT
EIN
RSPIEL

DAS KREATIVE GENIE

Es gefällt uns, wenn unsere Kunstwerke, Bücher, Musik und Filme „kreativ" sind. Wir feiern die Kreativität unserer Autoren, Komponisten und Spieleentwickler. Wenn ich sage: „Sie ist so kreativ!", ist das positiv. Aber *warum*? Was genau ist Kreativität? Was ist das für eine Stärke, die wir so hoch bewerten?

Mit dem Begriff der Kreativität verbinden wir ein ganzes Bündel von Eigenschaften. Originalität ist eine davon, die Fähigkeit, etwas zu erschaffen, eine weitere. Aber was bedeutet es, ein kreativer Mensch zu sein? Häufig wird ein kreativer Akt als etwas Unfreiwilliges beschrieben – wir haben einen kreativen „Energieschub", der aus dem Nichts zu kommen scheint und sich in kraftvollen, originellen Kunstwerken manifestiert.

Kreativität als ein nicht vom Willen gesteuertes, unkontrollierbares Element ist eine Vorstellung, die wir in Platons *Ion* finden. In dem in Dialogform verfassten Werk aus dem 5. Jahrhundert v. Chr. legt Platon dar, dass Dichter wie Homer und Hesiod ihre Werke ungeplant, fast unbewusst erschufen. Sie wurden von „göttlicher Inspiration" erfüllt, führten keine bewussten Handlungen aus, sondern dienten anderen Mächten als Kanal. „Inspiration" ist das lateinische Wort für „Einhauchen", und für Platon waren es Götter, die dem Geist des Dichters Leben *einhauchten*.

Dieser Gedanke hat sich gehalten, wenngleich das „göttliche" Element weitgehend verschwunden ist. Die Kreativität bei Künstlern wurde „naturalisiert" (d. h., die Ursache im Reich der Natur statt bei Gott gesucht). Menschen haben kreative „Neigungen", „Gefühle", „Stimmungen" usw. Vielleicht sind Sie per genetischer Disposition kreativ oder neigen zu kreativen Ausbrüchen, vielleicht sind Sie aber auch todlangweilig. Kreativität wird als Wesenszug erachtet, etwas, das man nicht lernen kann.

Fun Fact: Platon hasste Dichter. In seiner Abhandlung *Politeia* verbannt er Dichter aus

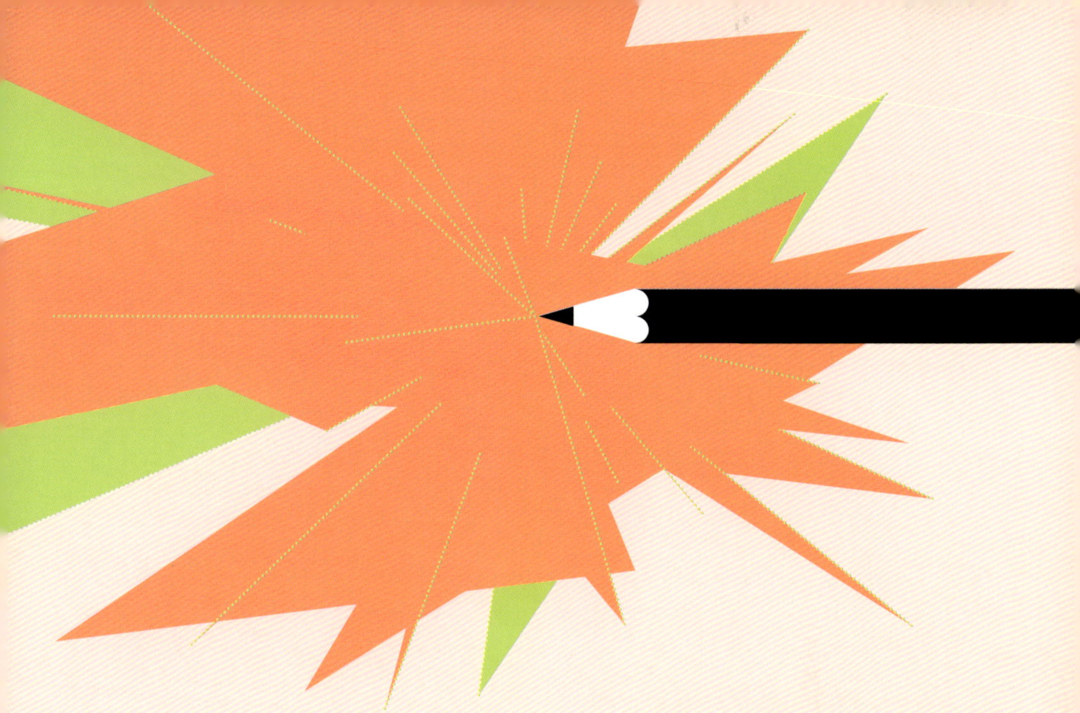

seinem Idealstaat (obwohl seine eigenen Werke durchaus poetische Züge aufweisen). Platon wirft Künstlern mangelnde Fachkenntnisse vor, da sie ihre Kunstwerke nicht mithilfe ihres Verstandes erschüfen, sondern diese unwillkürlich entstünden. Man solle sie nicht verehren und ihnen nicht vertrauen. Im *Ion* lässt er Sokrates sagen:

„Denn alle guten epischen Dichter singen nicht aufgrund eines Fachwissens, sondern als Gotterfüllte und Besessene alle diese schönen Gedichte."

„Besessen" ist gerade für Platon ein starkes Wort. Dichter sind seiner Ansicht nach nicht im Besitz ihrer geistigen Fähigkeiten. Kreative Eingebungen sind für ihn, der den Verstand über alles stellt, ein Fall von Unvernunft, eine Art Wahnsinn.

In jüngerer Zeit haben Philosophen das Konzept der Kreativität etwas anders verstanden. Paisley Livingston glaubt, dass Kreativität mehr ist als unwillkürliche geistige Erregungszustände. In seiner Abhandlung „Poincaré's ‚Delicate Sieve'" (2009) heißt es:

„Gute Künstler verfügen nicht nur über die Gabe, unbewusst neue Kombinationen zu erschaffen [...], sondern können auch sensibel auf ihre eigenen Ergebnisse reagieren und jene aussuchen, die sich mit einem künstlerisch wertvollen Vorhaben decken."

Im Gegensatz zu Platon erkennt Livingston in Kreativität mehr als die unbewusste Erschaffung von Neuem. Sie impliziert die Fähigkeit, das Geschaffene zu prüfen und sich auf bewusst ausgewählte Elemente zu konzentrieren. Kreativität ist nicht immer wild, sie kann äußerst *durchdacht* sein und sich in ein Konzept fügen, in Malerei, Film oder Literatur.

Kreative Akte müssen nicht irrational sein.

WIE WIRD MAN KREATIV?

Es ist nicht ungewöhnlich, Leute auf die gleiche Art als „kreativ" zu bezeichnen, wie man sie als „groß", „klein", „heiter" oder „gut in Mathe" beschreibt. Kreativität wird häufig als „naturgegebenes" Merkmal erachtet; William Shakespeare wurde, so glauben viele, bereits als kreatives Genie geboren.

Während Platon solche Wesenszüge mit den Göttern in Verbindung brachte, gehen heute viele davon aus, dass es an einer *genetischen Veranlagung* liegt, wenn jemand kreativer ist als andere (obwohl wir in Lektion 13 gesehen haben, wie gefährlich diese Art des „genetischen Reduktionismus" sein kann). Der britischen Schriftstellerin Virginia Woolf widerstrebte diese Denkart. In ihrem Essay *Ein eigenes Zimmer* (1929) betonte sie, wie stark Kreativität von *materiellen Gegebenheiten* abhängt – und wie dadurch manche Personen (vor allem Männer) als „kreativer" eingeschätzt werden als andere.

„Eine Frau muss Geld und ein eigenes Zimmer haben, um schreiben zu können", ist bei Woolf zu lesen. Als Beispiel führt sie Shakespeares Schwester Judith an. Während Will zur Schule ging und etwas über jambische Pentameter und Metaphern lernte, saß Judith daheim fest und musste Haushaltsdinge erledigen. William darf lernen, Judith wird für ihre „unweibliche" Belesenheit bestraft. Die häuslichen Pflichten engen ihre kreativen Fähigkeiten ein, obwohl sie genauso abenteuerlustig, begabt und neugierig ist wie ihr Bruder.

Woolf wirft die Frage auf, ob der Mensch kreativ zur Welt kommt oder kreativ wird, und lenkt die Aufmerksamkeit auf die Tatsache, dass es große Unterschiede darin gibt, wer seine Kreativität ausleben darf. In Anbetracht ihrer Macht (vgl. Lektion 17) ist es besorgniserregend, dass nur bestimmten Menschen der Zugang zur Kreativität *ermöglicht* wurde.

Das ist ein ernstes Problem. Um Abhilfe zu schaffen, sollten wir zunächst kreative Lösungen finden, um die materiellen Bedingungen aller künftigen Schriftsteller zu verbessern.

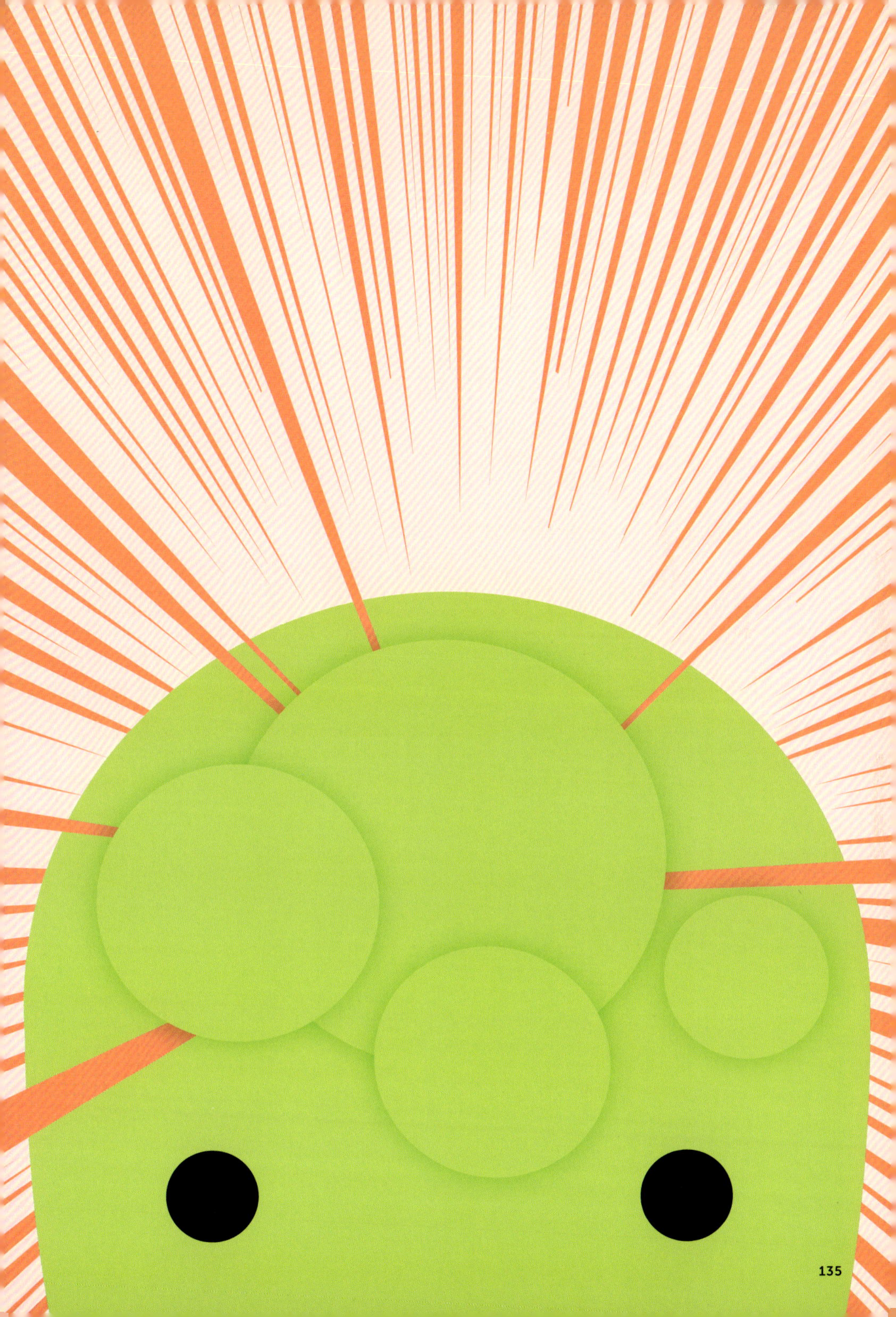

VIRTUELLES LEBEN

Sind Computerspiele nicht großartig? Auf der neuen PlayStation ist die Grafik so gut, dass die Augen schmerzen! Gestochen scharfe Bilder, realistischer als die Realität. Die Perfektion und der Detailreichtum sind unfassbar, und die atemberaubenden Welten, die in diesen Spielen erschaffen werden, strotzen nur so vor kreativen Einfällen.

Dann gibt es Virtual-Reality (VR)-Geräte wie die Oculus Rift Headsets, die den Nutzern die Immersion in eine virtuelle 360-Grad-Rundumwelt ermöglichen. Und Augmented Reality (AR), die z. B. bei Spielen wie Pokémon GO zum Einsatz kommt: tragbare Minicomputer in Brillenform, die die Realität um bestimmte Informationen „erweitern".

Ich sag's ja: Computerspiele sind genial. Und sie werfen machtvolle philosophische Fragen auf.

Der französische Philosoph René Descartes nährte in seinen berühmten *Meditationen* (1641) bei seinen Lesern Zweifel an der Außenwelt: Woher weiß ich, dass ich nicht träume? Wie kann ich wissen, ob ich nicht das Opfer eines bösen Dämons bin? Descartes zweifelte jedoch nicht wirklich an der Existenz der Außenwelt – und die Hypothese vom „bösen Dämon" diente ihm als Methode, um bestimmte Wahrheiten jenseits des Zweifels herauszufinden (wie die berühmte These „Ich denke, also bin ich"). Dennoch beschäftigen uns diese Fragen noch immer – und die Gaming-Technologie wirft ganz ähnliche auf.

Wie können Sie sicher sein, dass Sie nicht gerade Teil eines Computerspiels sind? Ein überaus realistisches Spiel, bei dem Sie ein Buch namens *Anders Denken* lesen?

In seiner Abhandlung „Are you living in a computer simulation?" (2003) betrachtet der Futurologe Nick Bostrom einige dieser kartesianischen Befürchtungen aus einer interessanten neuen Perspektive. Sein Denkmodell wurde als „Simulationsargument" bekannt.

Er beginnt mit zwei Annahmen. Erstens: Die menschliche Zivilisation könnte eines Tages VR-Technologien hervorbringen, durch die die virtuelle Realität nicht mehr von der tatsächlichen Realität zu unterscheiden ist („technische Reife") – angesichts der aktuellen Entwicklungen im Gamingbereich erscheint das nicht unplausibel. Zweitens: Virtuelle Welten, die von Wesen wie uns bevölkert sind, könnten zunehmend populär werden – auch das erscheint möglich in Anbetracht der Nachfrage nach Spielen wie *Sims* und *Second Life*.

Aus diesen Annahmen ergeben sich drei Möglichkeiten. Eine davon, sagt er, ist wahr:

1. **Fast alle Zivilisationen mit unserem technischen Entwicklungsgrad werden aussterben, bevor sie technische Reife erreichen.**
2. **Technisch reife Zivilisationen werden kein Interesse an Simulationen über menschliches Leben haben.**
3. **Wir leben wahrscheinlich in einer Computersimulation.**

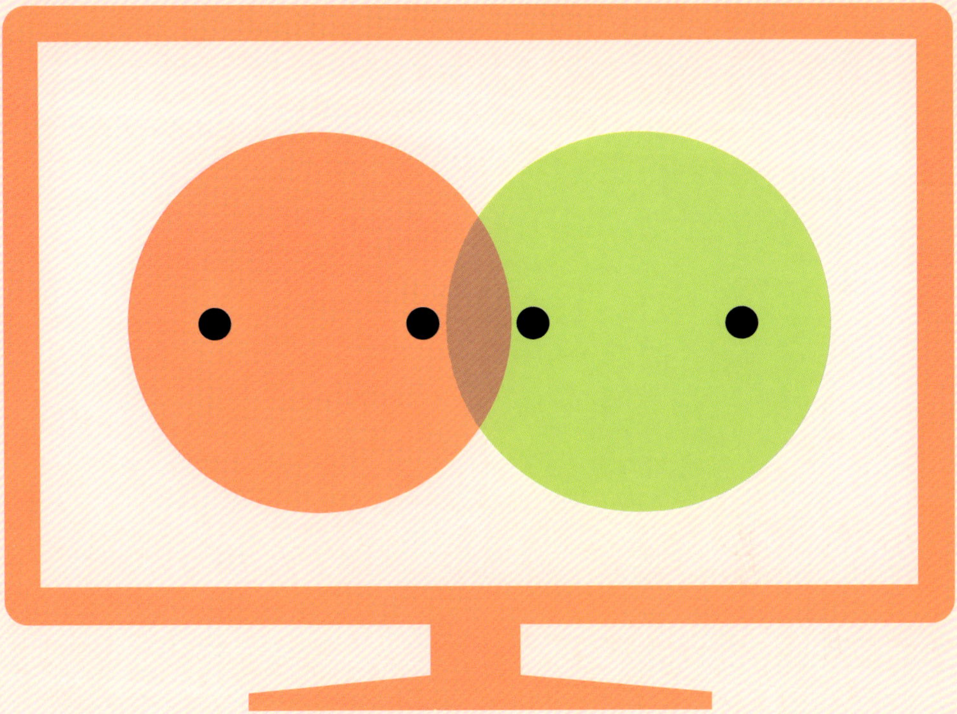

Bostrom interessiert sich nicht für Descartes' „epistemologische" Befürchtungen. Sein Ansatz ist nicht der Zweifel, sondern dass alles genau so ist, wie es scheint. Computer werden immer schneller, moderne Technik verwischt die Grenzen zwischen real und irreal. Sein Argument soll die Implikationen dieser Fortschritte verdeutlichen, indem eine Möglichkeit nach der anderen durchgespielt wird.

Besteht die Möglichkeit, dass These 1 nicht zutrifft? Ja! Bis zur Atomkatastrophe könnten wir technische Reife erlangen.

Und These Nr. 2? In Anbetracht der gegenwärtigen VR-Begeisterung erscheint es wahrscheinlich, dass das Interesse an dieser Technik auch in Zukunft bestehen bleiben wird.

Bleibt die dritte These. Technisch reife Zivilisationen werden über genug Rechenleistung verfügen, um eine astronomische Anzahl an Simulationen – Millionen oder Milliarden – durchzuführen, sodass es viel mehr virtuelle, simulierte Figuren geben wird als real existierende Menschen.

Dies führt uns zur „Simulationshypothese", die besagt, dass es wahrscheinlicher ist, dass wir Simulationen sind. Lassen Sie diesen Gedanken auf sich wirken. Wie fühlt sich das für Sie an? Was bedeutet das für Sie und Ihr Leben?

WHERE IS MY MIND?

Philosophen wie Bostrom halten es für möglich, dass wir eine ganz andere Art von Entität sind als die Wesen, für die wir uns halten. Vielleicht existieren wir in Computern oder als Gehirn in einer Nährlösung oder in der mysteriösen „Cloud"? Unser „ontologisches" Wesen (griech. *ontos* „das Seiende") wäre dann ein anderes.

Aber wir müssen gar nicht so weit ins Reich der Science-Fiction vorstoßen, um unseren ontologischen Status anzuzweifeln. Unsere gegenwärtigen Online-Aktivitäten bringen uns dazu, unseren herkömmlichen Persönlichkeitsbegriff zu hinterfragen.

Wir verstehen uns als Menschen – biologische Wesen mit gesonderten physikalischen Grenzen. Wir haben eine klar umrissene Begrenzung (unsere Haut), und unsere Körperteile neigen in der Regel nicht dazu, sich vom Ganzen loszulösen. Wir sind Einzelwesen, die sich bewegen und kommunizieren, sich erinnern und ein Bewusstsein und ein persönliches Innenleben haben.

Donna Haraway und N. Katherine Hayles halten die neuesten technischen Fortschritte für geeignet, dieses Bild zu hinterfragen. Sie nähren den Gedanken, dass wir uns auf einen Zustand jenseits des Menschlichen zubewegen und „posthuman" werden.

In ihrer Essaysammlung *How We Became Posthuman* (1999) schreibt Hayles:

„Im Posthumanismus gibt es keine grundlegenden Unterschiede oder absoluten Abgrenzungen zwischen körperlicher Existenz und Computersimulation, kybernetischem Mechanismus und biologischem Organismus, Roboterteleologie und menschlichen Zielen."

Aber lösen sich die Grenzen zwischen biologischem Menschen und Computersimulation tatsächlich auf? Vielleicht! Wo, glauben Sie, sitzen Ihre Erinnerungen? Früher hätten wir gesagt: im Kopf. Mit den sozialen Netzwerken hat sich das geändert. Heute gibt

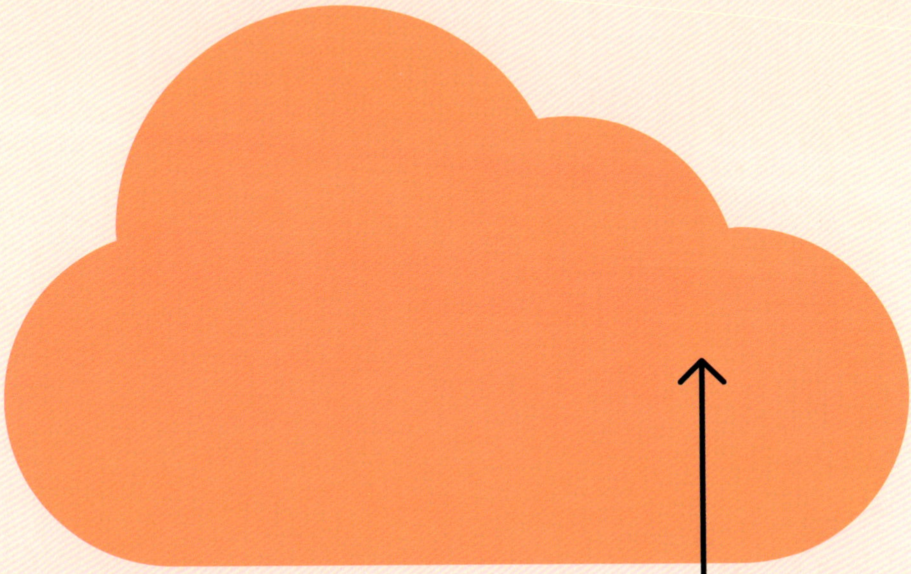

es Facebook-Timeline und Twitter-Feed. Diese Systeme sammeln und ordnen Fotos, Videos, Texte und Chats. Auf Knopfdruck kann ich Fotos von meinem 12. Geburtstag sehen.Und diese Systeme sind keine passiven Verwahrorte wie Fotoalben. Wir greifen ständig darauf zu, leben durch sie, kommunizieren mit Leuten, die wir zum Teil noch nie im echten Leben getroffen haben. Wie die Erinnerungen in unserem Gehirn nehmen auch unsere Online-Erinnerungen Einfluss darauf, wie wir mit anderen interagieren und unsere Identität konstruieren.

Unsere Erinnerungen scheinen über zahlreiche Online- und Offline-Plattformen verteilt zu sein. Vielleicht sind wir nicht so eigenständig, wie John Locke meinte (in Lektion 9). Donna Haraway warf in ihrem *Cyborg Manifesto* (1984) die Frage auf: „Warum sollten unsere Körper an unserer Haut enden?“ Und wenn sie nicht dort enden, wenn wir fein verteilte, hybride posthumane Wesen sind – sollte uns das beunruhigen?

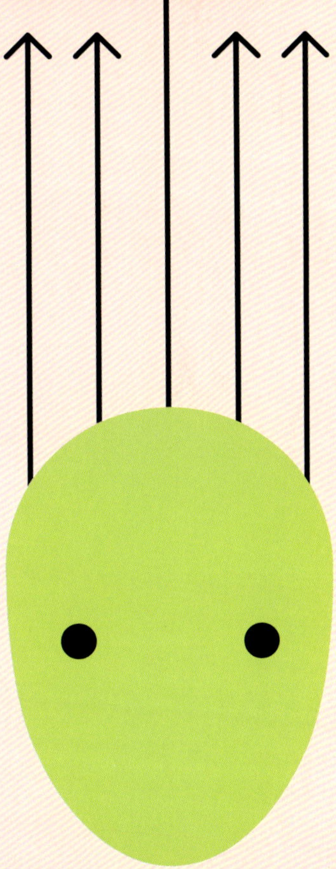

TOOLKIT

17

Die Angst, die wir empfinden, wenn wir einen Horrorfilm sehen, scheint dem Gedanken zu widersprechen, dass wir uns nur vor Dingen fürchten können, an deren Existenz wir glauben. Unsere emotionale Reaktion auf Fiktion könnte von praktischem Nutzen sein.
Denkaufgabe: Kann es in Ordnung sein, fiktionale Gewaltdarstellungen zu mögen?

18

Hume sagt, es gebe objektive Geschmacksstandards, die von „guten Kritikern" festgelegt werden können. Wenn es solche Standards nicht gibt, sind diese Kritiker nichts anderes als Kulturdespoten.
Denkaufgabe: Ist es unmöglich, das „ästhetische Feingefühl" zu verbessern, wenn es keine objektiven Geschmacksstandards gibt?

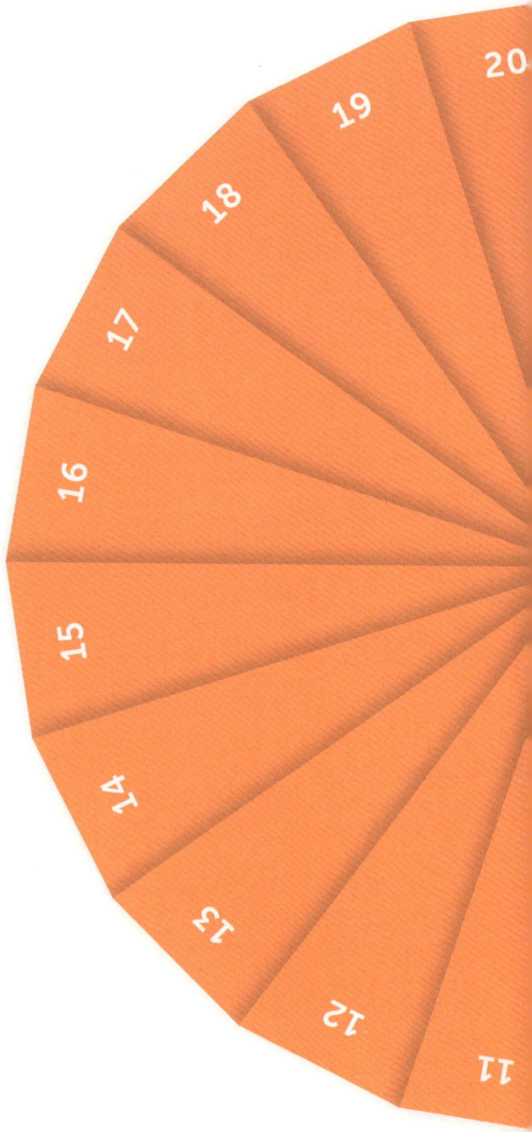

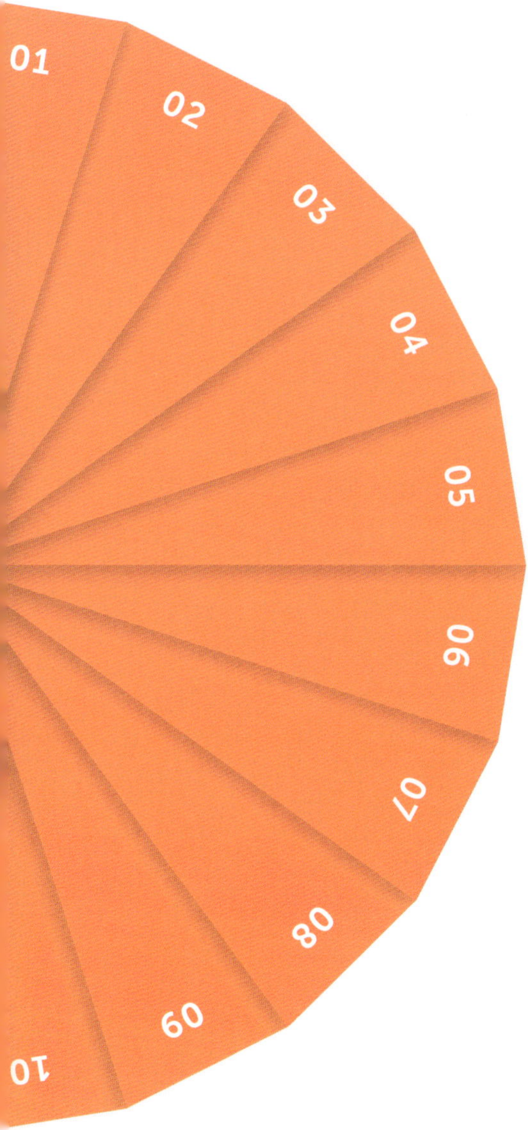

19

Was auch immer Kreativität eigentlich ist – es scheint materielle Mindestvoraussetzungen zu geben, die erfüllt sein müssen, damit wir kreativ tätig werden können.
Denkaufgabe: Wenn Kreativität die Fähigkeit impliziert, das Erschaffene bewusst und sorgfältig zu prüfen, können dann Babys kreativ sein?

20

Die Betrachtung des technischen Fortschritts bringt uns dazu, die Frage zu stellen, welche Art von Wesen wir eigentlich sind. Nick Bostrom hält es für möglich, dass wir in einer Simulation leben. Donna Haraway will uns den Gedanken näherbringen, dass wir über Online- und Offline-Plattformen verteilt sind.
Denkaufgabe: Was ist so „real" am „realen Leben"?

ZUR VERTIEFUNG

LESEN

„Tarantino Unchained"
Jelani Cobb, *The New Yorker* (2013)

Hip Hop and Philosophy: Rhyme 2 Reason
Derrick Darby und Tommie Shelby (Hrsg.)
(Open Court Publishing, 2005)

Auf der Suche nach den Gärten unserer Mütter
Alice Walker (Goldmann, 1989)

Making Sense of Taste: Food and Philosophy
Carolyn Korsmeyer (Cornell University Press, 1999)

How We Became Posthuman
N. Katherine Hayles (University of Chicago Press, 1999)

Die Neuerfindung der Natur. Primaten, Cyborgs und Frauen
Donna Haraway (Campus-Verlag, 1995)

ANHÖREN

„Fiction and the Emotions", Philosophy Bites
Mit Kathleen Stock und Nigel Warburton. Die philosophischen Interviews auf Philosophy Bites sind z.T. auch als Buch erschienen.

WATCH

Get Out
Dieser Horrorfilm (Regie: Jordan Peele) ist unterhaltsam und angsteinflößend zugleich; eine starke filmische Auseinandersetzung mit Rassismus bzw. Critical Race Theory. Absolut sehenswert!

Inglourious Basterds
Nicht jedermanns Geschmack, aber Tarantinos Zweiter-Weltkrieg-Rachespektakel wirft interessante Fragen über die Rolle von Gewalt im Kino auf.

BESUCHEN

Brainwash Festival
Dieses jährliche Festival in Amsterdam zählt zu den begehrtesten philosophischen Veranstaltungen in den Niederlanden. Philosophen und Theoretiker diskutieren über alte und neue Themen – organisiert in Zusammenarbeit mit der School of Life.

EPILOG

Geschafft! Wir sind am Ende angekommen. Sollen wir jetzt eine Conclusio, also einen Schlusssatz formulieren? Oder ist vielleicht noch Zeit für einen letzten Gedanken?

Die Conclusio eröffnet die Gelegenheit zusammenzufassen, was betrachtet und was daraus gelernt wurde. Sie gibt dem Autor die Chance, seine Argumentation zu vervollständigen und herauszuarbeiten, was aus den verschiedenen Prämissen folgt. Hier können wir zur Ruhe kommen nach all dem Hin und Her, den Einwürfen und Gegenreden, Thesen und Antithesen. Eine Conclusio ist ein Endpunkt, eine letzte Erklärung des Standpunkts ... und steht somit im greifbaren Widerspruch zu den Zielen dieses Buches, ja sogar der Philosophie insgesamt.

Wir haben eine Reihe von interessanten, manchmal wunderlichen philosophischen Ideen betrachtet. Das Schreiben über sie war verwirrend – und spannend, teils auch verstörend, – und ich kann mir vorstellen, dass Sie als Leser es auch nicht immer leicht hatten. Fühlten Sie sich provoziert? Unangenehm berührt? Ich hoffe sehr! Haben Sie jedem Gedanken beigepflichtet? Ich hoffe nicht! Wenn es Ihnen erging wie mir, dann schwankten Sie zwischen verschiedenen Standpunkten und Meinungen. Aber genau das gehört, finde ich, zur Philosophie dazu: Die eigene Position permanent infrage stellen und verschiedene Perspektiven testen.

Ein Philosophiebuch darf eigentlich gar nicht mit einer Conclusio enden, denn es gibt kein Problem, kein Rätsel, kein Paradox, das keine weitere Frage aufwirft. Wie gesagt: In der Philosophie geht es weniger darum, Antworten zu finden, als sich verwirren zu lassen und in anderen Bahnen zu denken. Ich hoffe, das Buch hat dieses Ziel erreicht.

Schließen wir also mit einer Lektion, die uns die alten B-Movie-Klassiker gelehrt haben, und schreiben:

Ende ... ODER NICHT?

„Philosophie heißt: auf dem Weg sein. Ihre Fragen sind wesentlicher als ihre Antworten und jede Antwort wird zur neuen Frage."
Karl Jaspers

BIBLIOGRAFIE

Kwame Anthony Appiah ***Der Kosmopolit: Philosophie des Weltbürgertums*** (C.H. Beck, 2009)
Kwame Anthony Appiah **„Liberalism, Individuality, and Identity"** (Critical Inquiry, 2001)
Barbara Applebaum ***Being White, Being Good*** (Lexington Books, 2010)
Hannah Arendt ***Eichmann in Jerusalem: Ein Bericht von der Banalität des Bösen*** (Piper, 2011)
Cathryn Bailey **„We Are What We Eat"** (Hypatia, 2007)
Kat Banyard ***The Equality Illusion*** (Faber and Faber, 2011)
Marcia Baron ***The Moral Status of Loyalty*** (Kendall/Hunt, 1984)
Helen Beebee **„Women and Deviance in Philosophy"**, in: ***Women in Philosophy: What Needs to Change*** (Oxford University Press, 2013)
David Benatar ***Better Never to Have Been*** (University Press, 2012)
Isaiah Berlin **„Two Concepts of Liberty"** (Clarendon Press, 1958)
Ursula Bittrich ***Traum – Mantik – Allegorie: Die „Hieroi Logoi" des Aelius Aristides im weiteren Kontext der griechisch-römischen Traumliteratur*** (De Gruyter, 2017)
Nick Bostrom **„Are We Living in a Computer Simulation?"** (*Philosophical Quarterly*, 2003)
Pierre Bourdieu ***Die männliche Herrschaft*** (Suhrkamp, 2012)
Elizabeth Brake ***Minimalizing Marriage: Marriage, Morality and the Law*** (Oxford University Press, 2012)
Clare Chambers **„The Marriage-Free State", Proceedings of the Aristotelian Society, 134th Session, CXIII(2)** (2013)
Jelani Cobb **„Tarantino Unchained"** (*The New Yorker*, 2013)
Gerald A. Cohen ***Gleichheit ohne Gleichgültigkeit*** (Rotbuch-Verlag, 2001)
Patrisse Cullors und Nyeusi Nguvu **„From Africa to the US to Haiti, Climate Change Is a Race Issue"**, (*The Guardian*, https://www.theguardian.com/commentisfree/2017/sep/14/africa-us-haiti-climate-change-black-lives-matter)
Derrick Darby und Tommie Shelby ***Hip Hop and Philosophy: Rhyme 2 Reason*** (Open Court Publishing, 2005)
Stephen Darwall **„Two Kinds of Respect"** (*Ethics*, 1977)
René Descartes **Meditationen über die Erste Philosophie** (De Gruyter, 2019)
Lee Edelman ***No Future*** (Duke University Press, 2004)
Reni Eddo-Lodge ***Warum ich nicht länger mit Weißen über Hautfarbe spreche*** (Tropen, 2019)
Miranda Fricker ***Epistemic Injustice: Power and the Ethics of Knowing*** (Oxford University Press, 2007)
James Garvey ***Geistiger Klimawandel*** (Wiss. Buchgesellschaft, 2010)
Graham Greene **„The Virtue of Disloyalty"** ***The Portable Graham Greene*** (Viking, 1973)
Amy Gutmann and Kwame Anthony Appiah ***Color Conscious: the Political Morality of Race*** (Princeton University Press, 1996)
Judith Jack Halberstam ***Female Masculinity*** (Duke University Press, 1998)
Donna Haraway ***Die Neuerfindung der Natur. Primaten, Cyborgs und Frauen*** (Campus, 1995)
Jenny Harry's letters, in: **Joseph Green's „Jenny Harry later Thresher"** (*Friends Quarterly Examiner*, 1914)
Sally Haslanger ***Der Realität widerstehen. Soziale Konstruktion und Sozialkritik*** (Suhrkamp, 2019)
N. Katherine Hayles **„Toward Embodied Virtuality",** in: ***How We Became Posthuman*** (University of Chicago Press, 1999)
Nancy Holmstrom **„Exploitation"** (*Canadian Journal of Philosophy*, 1977)
bell hooks **„Confronting class in the classroom",** in: ***Teaching to Transgress*** (Routledge, 1994)
David Hume ***Von der Regel des Geschmacks*** (catware.net Verlag, 2016)
Susan James **„Feminism in Philosophy of Mind: the Question of Personal Identity"**, in ***The Cambridge Companion to Feminism in Philosophy*** (2000)
Immanuel Kant ***Grundlegung zur Metaphysik der Sitten*** (1785)
Martin Luther King Jr. ***Kraft zum Lieben. Betrachtungen und Reden des Friedensnobelpreisträgers*** (Christliche Verlagsanstalt, 1988)
Christine Korsgaard **„The Right to Lie: Kant on Dealing with Evil"** (*Philosophy and Public Affairs*, 1986)

Carolyn Korsmeyer **„Making Sense of Taste: Food and Philosophy"** (Cornell Univ. Press, 1999)
Rae Langton **„Duty and Desolation",** in: ***Sexual Solipsism*** (MIT Press, 2009)
Aldo Leopold ***For the Health of the Land*** (Island Press, 2002)
Richard Lewontin ***The Concept of Race*** (Video, z. B. auf https://vimeo.com/198480829)
Paisley Livingston **„Poincaré's ‚Delicate Sieve': On Creativity and Constraints in the Arts",** in: ***The Idea of Creativity*** (Brill Publishing, 2009)
John Locke ***Ein Versuch über den menschlichen Verstand*** (1689)
K. Lotter, R. Meiners, E. Treptow ***Das Marx-Engels-Lexikon*** (Papyrossa-Verlag, 2013)
Nyanatiloka Mahathera ***Buddhistisches Wörterbuch*** (Beyerlein und Steinschulte, 1999)
Ruth Barcan Marcus ***Moral Dilemmas and Consistency*** *The Journal of Philosophy* 77(3) (1980)
Charles Wade Mills ***The Racial Contract*** (Cornell University Press, 1997)
Albert Mosley **„A Defense of Affirmative Action",** in: ***Contemporary Debates in Applied Ethics*** (Blackwell Publishing, 2005)
Robert Murray ***Unknown White Male*** (Shooting People Films, 2005)
Martha Nussbaum ***The Therapy of Desire*** (Princeton University Press, 1994)
Susan Okin **„Mistresses of Their Own Destiny: Group Rights, Gender, and Realistic Rights of Exit"** (Ethics, 2002)
Onora O'Neill **„Demandingness and Judgment"** (2007)
Judith Orr u. a. ***Wie frei ist die Frau? Reader Marxismus und Frauenbefreiung im 21. Jahrhundert*** (Verein für Geschichte und Zeitgeschichte der Arbeiterbewegung, 2009)
Blaise Pascal ***Pensées*** (1670) bzw. ***Gedanken über die Religion und einige andere Gegenstände*** (die dt. Übersetzung von Karl Adolf Blech aus dem Jahr 1840 findet sich z. B. auf www.zeno.org)
Jennifer Pitts ***A Turn to Empire: The Rise of Imperial Liberalism in Britain and France*** (Princeton University Press, 2005)
Platon ***Ion*** (380 v.Chr.) (kostenlos im Netz z. B. auf www.zeno.org)
Michael Puett und Christine Gross-Loh ***Das Wichtigste von allem*** (Fischer TB, 2017)

Colin Radford **„How Can We Be Moved by the Fate of Anna Karenina?"** *Proceedings of the Aristotelian Society*, 1975)
Phyllis Rooney **„Philosophy, adversarial argumentation, and embattled reason"** *(*Informal Logic, 2010*)*
Amelie Rorty **„Relativism, Persons, and Practices",** in: ***Relativism: A Contemporary Anthology*** (Columbia University Press, 2010)
Tina Rulli **„The Ethics of Procreation and Adoption"** (*Philosophy Compass* 11/6, 2016)
Tommie Shelby ***We Who Are Dark*** (Harvard University Press, 2005)
Sydney Shoemaker ***Self-Knowledge and Self-Identity*** (Cornell University Press, 1963)
Richard Shusterman **‚The Scandal of Taste'** (*The Philosophical Forum*, 1989)
Richard Sorabji ***Emotion and Peace of Mind*** (Oxford University Press, 2000)
Dale Spender ***Man Made Language*** (Rivers Oram Press, 1980)
Charles Taylor **„Explanation and Practical Reason"** in: ***Philosophical Arguments*** (Harvard University Press, 1995)
Shashi Tharoor, **„Britain Does Owe Reparations"** (2015), https://www.youtube.com/watch?v=f7CW7S0zxv4
Mark Twain **„On Loyalty",** in: ***Notebook*** (Harper, 1935)
Alice Walker ***Auf der Suche nach den Gärten unserer Mütter*** (Goldmann, 1989)
Virginia Woolf ***Ein eigenes Zimmer*** (Fischer Taschenbuch, 2017)
Fiona Woollard **„Mother Knows Best: Pregnancy, Applied Ethics and Epistemically Transformative Experiences"** (2016), http://fionawoollard.weebly.com/mother-knows-best.html
Naomi Zack ***The Ethics and Mores of Race*** (Rowman and Littlefield, 2011)

DER AUTOR

Adam Ferner war an philosophischen Fakultäten in Frankreich und Großbritannien tätig, aber die Philosophie *außerhalb* der Universitäten bereitet ihm am meisten Freude. Neben seiner wissenschaftlichen Forschung schreibt er für *The Philosophers' Magazine,* arbeitet am Royal Institute of Philosophy und lehrt in Londoner Schulen und Jugendzentren.

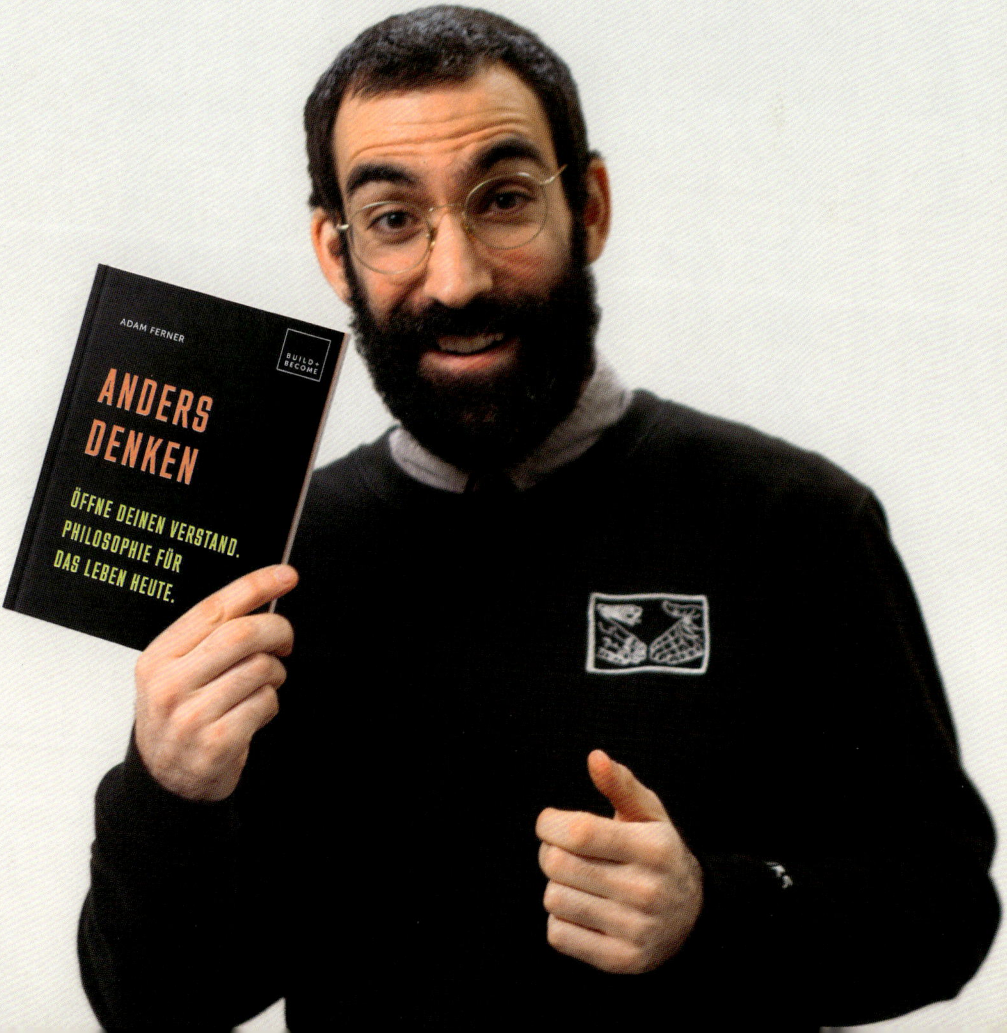

EBENFALLS LIEFERBAR:

Auf Grundlage aktueller Erkenntnisse aus der Verhaltenspsychologie und mit einem ungewöhnlichen visuellen Ansatz zeigt MENSCHENKENNTNIS, wie man seine Kommunikation optimieren, überzeugender argumentieren und die Motivation anderer besser einschätzen lernt – einfach dadurch, dass man versteht, warum Menschen bestimmte Dinge tun oder lassen.

In einer Welt, in der Kommunikation immer schneller abläuft, ist es von unschätzbarem Wert, die subtilen Verhaltensweisen zu verstehen, die im Hintergrund der alltäglichen Interaktionen ablaufen.

In 20 Einheiten „übersetzt" Rita Carter die Signale, an denen sich die wahren Gefühle und Absichten einer Person ablesen lassen, und zeigt auf, wie diese Zeichen sich auf Beziehungen auswirken und das Verhalten von Gruppen und Gesellschaften beeinflussen. Man erfährt die Erfolgsrezepte von Führungspersönlichkeiten und lernt, die Verhaltensmuster zu durchschauen, die bestimmen, wie wir handeln und kommunizieren.

Rita Carter hat einige preisgekrönte Bücher veröffentlicht, darunter *Das Gehirn, Gehirn und Geist* und *Atlas Gehirn*. Die wissenschaftliche Fachautorin mit dem Schwerpunkt Medizin und Hirnforschung lehrt in Seminaren und leitet internationale Workshops.
Ihr Spezialgebiet ist das menschliche Gehirn: Was es tut, wie es das tut und warum.
Rita Carter lebt in Großbritannien.

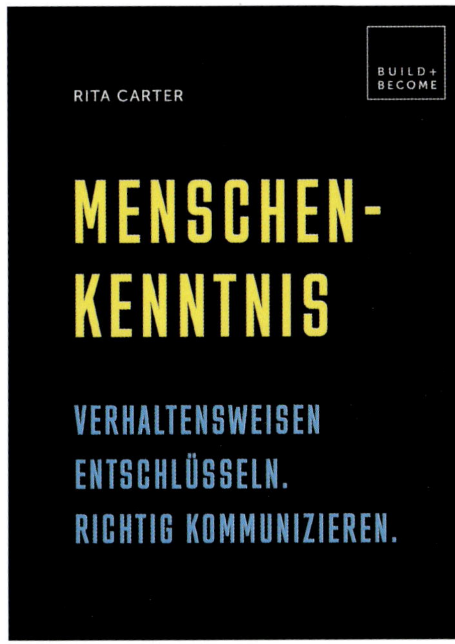

WIE DURCHSCHAUT MAN EINE LÜGE?

„Dieses Buch heißt *Kreativ sein*. Achten Sie auf das Verb: ‚sein', nicht ‚werden'! Das ist wichtig, denn ich kann Ihnen versprechen: Sie müssen sich nicht erst auf eine lange Reise hin zur Kreativität begeben, sondern Sie *sind* bereits kreativ!"

Mithilfe von 20 praktischen, effektiven Übungseinheiten und zahlreichen Grafiken, die den dargestellten Sachverhalt anschaulich illustrieren, zeigt Michael Atavar Wege auf, Geist und Seele zu öffnen, eine neue Perspektive einzunehmen und die Kreativität zu entfesseln, die in jedem von uns steckt.

Egal, welche Leidenschaft man hegt, welche Kunst man ausübt oder welche Ziele man verfolgt – dieses Buch führt die Leser vom ersten, brillanten Einfall durch alle kniffeligen Entwicklungsschritte hindurch, bis tief schlummernde Ideen wahr werden.
Wir tun häufig so, als sei Kreativität etwas, das losgelöst von uns stattfindet. In Wirklichkeit aber, und das beweist dieses Buch, ist das schöpferische Element Teil unseres innersten Wesens.

Michael Atavar ist Künstler und Autor.
Er hat vier Bücher über Kreativität verfasst – *How to Be an Artist, 12 Rules of Creativity, Everyone Is Creative* und *How to Have Creative Ideas in 24 Steps*. Er bietet Einzel-Coachings an, leitet Workshops und hält Vorträge; es lohnt, seine Website anzuschauen: www.creativepractice.com

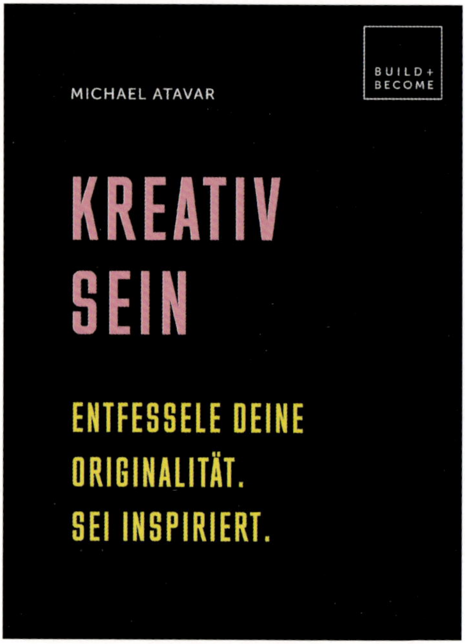

KREATIVITÄT FÄNGT BEI DIR AN!

Wir leben länger als je zuvor und können dank immer neuer technischer Errungenschaften unvorstellbare Dinge realisieren. Aber warum mangelt es uns immer an Zeit? In 20 erhellenden Lektionen offenbart uns Catherine Blyth auf der Grundlage neuester Erkenntnisse aus Naturwissenschaft und Psychologie, warum uns die Zeit davonläuft, und gibt uns Instrumente an die Hand, um sie zurückzuholen.

Warum vergeht Zeit immer dann am schnellsten, wenn wir uns Verlangsamung wünschen? Wie können wir unser Tempo beeinflussen und warum passiert es uns ständig, dass wir Zeit vergeuden oder falsch einschätzen?

Aber wir können den Zeitfressern Einhalt gebieten, indem wir unsere innere Uhr neu einstellen, unseren Tagesablauf optimieren, uns am Augenblick erfreuen und die Langsamkeit entdecken. So lernen wir nicht nur, unsere Zeit zu genießen, sondern werden auch mehr erreichen.

Catherine Blyth ist Autorin, Redakteurin und war auch schon journalistisch tätig. Ihre Bücher, darunter *The Art of Conversation* und *On Time*, wurden weltweit veröffentlicht. Sie schreibt u. a. für *Daily Telegraph*, *Daily Mail* und *Observer* und moderiert die Radiosendung *Does Happiness Write White?* bei BBC Radio 4. Sie lebt in Oxford.

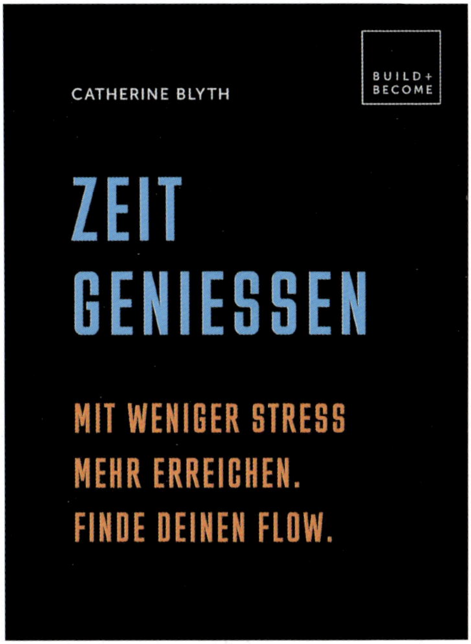

ZEIT IST DEIN LEBEN: STOPPE DIE ZEITFRESSER!

07
BUILD +
BECOME

NEWS-ALERT!

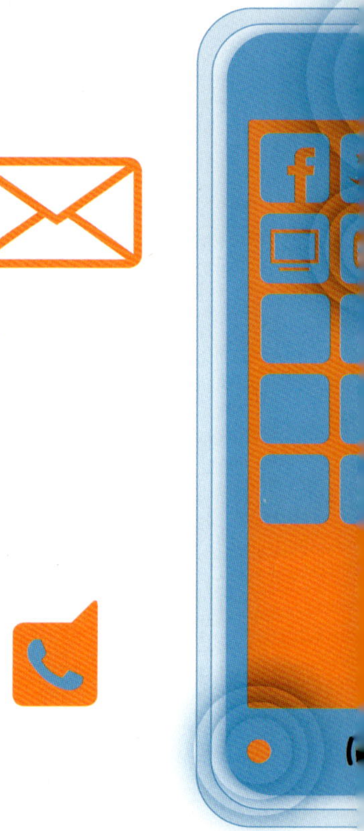

Macht Sie diese Fliege im Raum auch wahnsinnig? Und ist es nicht seltam, dass Ihnen diese Fliege, die immer wieder gegen das Fenster knallt, nur dann auffällt, wenn Sie sich auf etwas anderes konzentrieren sollen?

Wenn etwas eigentlich vollkommen Unwichtiges Ihre Gedanken erobert, ist dies ein Fall von unwillkürlicher Aufmerksamkeit. Doch so sehr Sie sich vielleicht darüber ärgern, so leicht ablenkbar zu sein, es hat Vorteile! Wie sonst könnte Ihr beweglicher Geist verschiedenste Dinge gleichzeitig verfolgen – sofort aufhorchen, wenn am anderen Ende des Raums Ihr Name fällt, den schwachen Rauchgeruch wahrnehmen, bevor das Haus in Flammen steht?

„Ablenkung ist der Preis, den wir für die Fähigkeit bezahlen, uns auf ein interessantes Ereignis zu konzentrieren und gleichzeitig Informationen aus anderen Quellen zu sammeln", erklärt Kognitionspsychologe Dylan Jones. „Der Vorteil ist, dass wir dadurch flexibel und anpassungsfähig sind."

Die Kehrseite der Ablenkbarkeit tritt unter dem Ansturm der modernen Technologien deutlich zutage: Jedes Vibrieren Ihres auf stumm gestellten Smartphones kapert Ihre Aufmerksamkeit. Selbst wenn Sie sich über die Unterbrechung ärgern und dem Drang widerstehen, sofort nachzuschauen, freuen Sie sich wahrscheinlich, weil Ihr Gehirn diese Nachricht als Neuigkeit registriert und das Glückshormon Dopamin ausschüttet.

Das Problem mit Dopamin ist nur, dass Ihr Gehirn sich schnell daran gewöhnt, sodass Sie nach immer häufigeren, höheren Dosen gieren. Sie geraten in eine Dopamin-Schleife, springen von Nachricht zu Nachricht, und bevor Sie sich's versehen, stecken Sie in einer „hedonistischen

54

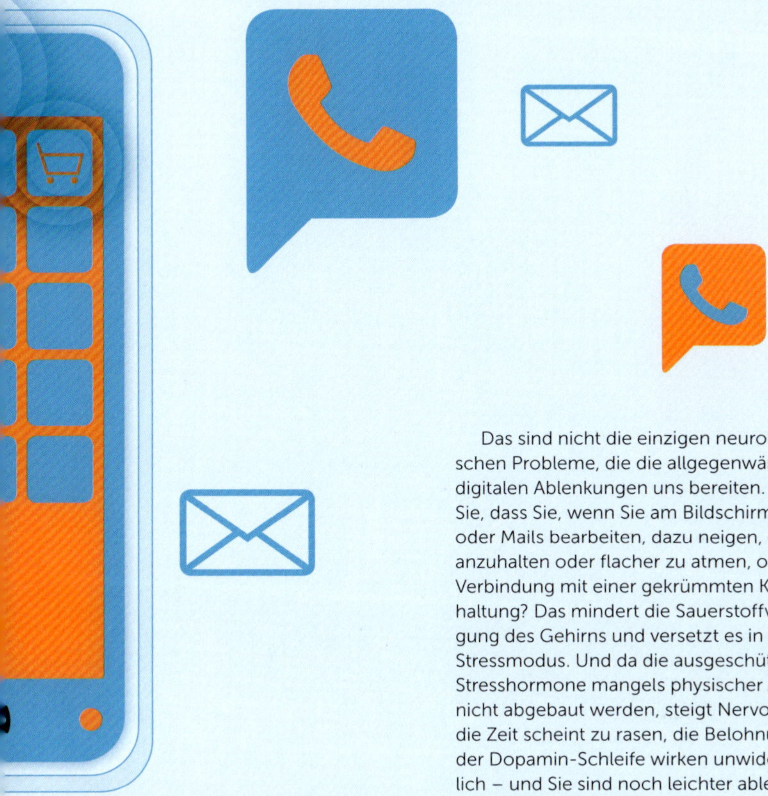

Tretmühle". Diese ähnelt dem Kampf-oder-Flucht-Zustand: Sie greifen nach der nächsten Neuigkeit, als wäre es Ihre letzte. In anderen Worten: Dopamin, diese wunderbare körpereigene Droge, macht extrem abhängig, wie Glücks- und Online-Spieler, vom iPad hypnotisierte Kleinkinder und Social-Media-Junkies belegen. Die meisten im Internet erzielten Gewinne beruhen darauf. Wie stark bestimmt es Ihr Leben? Welche Ironie, dass die Kommunikationstechnologie damit wirbt, Zeit zu sparen!

Das sind nicht die einzigen neurologischen Probleme, die die allgegenwärtigen digitalen Ablenkungen uns bereiten. Wussten Sie, dass Sie, wenn Sie am Bildschirm Texte oder Mails bearbeiten, dazu neigen, die Luft anzuhalten oder flacher zu atmen, oft in Verbindung mit einer gekrümmten Körperhaltung? Das mindert die Sauerstoffversorgung des Gehirns und versetzt es in einen Stressmodus. Und da die ausgeschütteten Stresshormone mangels physischer Aktivität nicht abgebaut werden, steigt Nervosität auf, die Zeit scheint zu rasen, die Belohnungen der Dopamin-Schleife wirken unwiderstehlich – und Sie sind noch leichter ablenkbar.

Ablenkung stiehlt Ihre Zeit, weil Ihre Gedanken abdriften, und es kostet viel mentale Energie, diese wieder einzufangen. Konzentration, Willenskraft und Produktivität leiden. Gloria Mark, eine Expertin auf diesem Gebiet, rechnete aus, dass Angestellte sich im Schnitt drei Minuten konzentrieren, bevor etwas sie ablenkt. Eine andere Studie aus dem Jahr 2011 schätzte, dass US-Firmen mit über 1000 Angestellten jährlich 10 Millionen Dollar durch vertane Zeit in Sozialen Medien verlieren. Tendenz steigend. Die Aufmerksamkeitsspanne schrumpft entsprechend.

07
BUILD +
BECOME

KAMPF DER ABLENKUNG!

Wir verdanken unser Leben der Ablenkung. Wären unsere emsigen Vorfahren nicht wachsam, naseweis und sensationslüstern und ihr Gehirn nicht dank des Dopamin-Belohnungs-Systems von Neuem fasziniert gewesen, hätten sie auf potenzielle Gefahren oder Überlebenschancen nicht angemessen reagieren und Ihnen ihre leicht ablenkbaren Gene nicht vererben können. Doch wie kann diese Eigenschaft Ihnen im Alltag nutzen?

Manchmal wirkt Ablenkung stimulierend. Die Arbeit in einer chaotischen Umgebung kann ergiebigere Ideen hervorbringen (gute Nachrichten für Messies!). Vielleicht sind Sie ein Fan von Hotdesking in Cafés, weil es sie inspiriert, und damit liegen Sie gar nicht so falsch: Unaufdringliche Hintergrundgeräusche können originelle Ideen triggern. Suchen Sie sich fürs nächste Brainstorming also ruhig einen belebten Ort aus. Aber erliegen Sie nicht der Versuchung, dort hängenzubleiben, wenn es Zeit ist, die Sache anzupacken. Weder das gesellige Schnattern der Kollegen noch das diskrete Zeitungsrascheln am Nachbartisch helfen Ihrer Konzentration. Von Professor Dylan Jones durchgeführte Laborexperimente bestätigen, dass selbst extrem leise Hintergrundgeräusche die Gehirnleistung um 20–30 % mindern. Außerhalb des Labors, an Orten wie einem voll besetzten Großraumbüro, müssen die Verluste deutlich höher sein.

Ihre so wunderbar suchterzeugenden Medienendgeräte sind nicht dafür geschaffen, Ihre Konzentration zu erhöhen. Je abgelenkter Sie sind – je öfter Ihre unwillkürliche Aufmerksamkeit hierhin und dorthin gelenkt wird –, desto schwerer lässt sich Ihre willkürliche Aufmerksamkeit lenken.

Droht dem Gehirn Überlastung, reduziert es seine kognitive Fracht. Deswegen werden Sie bei Stress vergesslich, können sich aber angesichts einer knappen Deadline gnadenlos auf das Relevante konzentrieren. Die Willenskraft lässt im Laufe eines Tages nach (ist also morgens am stärksten), und sie verbraucht sich auch: Je mehr Anstrengung es Sie nach einer Unterbrechung kostet, sich wieder zu konzentrieren, desto kürzer wird Ihre Aufmerkamkeitsspanne. Um sie zu verlängern, müssen Sie sich selbst Grenzen setzen.

- Achten Sie auf Ihre Umgebung – Tür zu, Radio aus!
- Ablenkungen einteilen: Legen Sie Zeiten fest, in denen Sie Mails etc. checken.
- Nutzen Sie die morgendliche Willensstärke zur Erledigung besonders anspruchsvoller Aufgaben.
- Steigern Sie Ihre Konzentration. Wie viele Minuten am Stück sind Sie konzentriert? Schaffen Sie am nächsten Tag mehr?
- Belohnen Sie sich! Ein Snack nach einer Stunde am Schreibtisch ohne Unterbrechung, fünf Minuten Snapchat nach zwei Stunden...
- Wenn Sie immer wieder auf Ihr Smartphone schielen, laden Sie sich die App *Forest* herunter! Je länger Sie nicht aufs Handy schauen, desto mehr Bäume wachsen. Und wenn Sie vor der vereinbarten Wachstumszeit für Ihren Baum auf eine Nachricht oder einen Anruf reagieren, stirbt er ab!

56

MONTAG, 20. JUNI

10:00	10:15	10:30 Pause	10:45
11:00	11:15	11:30	11:45
12:00	12:15 Pause	12:30	12:45
13:00	13:15	13:30	13:45
14:00	14:15	14:30	14:45 Pause
15:00	15:15	15:30	15:45
16:00 Pause	16:15	16:30	16:45
17:00	17:15	17:30	17:45

57

DANKSAGUNG

Das Schreiben ist stets ein gemeinschaftliches Unterfangen – hier war es nicht anders. Dieses Buch ist das Ergebnis zahlreicher Gespräche mit den hier erwähnten Philosophen und vielen anderen Menschen. Meine Redakteurin, Lucy Warburton, hat mich unermüdlich ermutigt und grandiose Arbeit geleistet – und Victoria Marshallsay hat als Lektorin die Texte zum Glänzen gebracht. Nathaniel Adam Tobias C——— war ein Quell geistiger Inspiration. Zum wundervollen Korrektoratteam zählten Elianna Fetterolf, Jonathan Nassim, Joanna Burch-Brown, Thomas Quinn, Senuthuran Bhuvanendra und Chris Meyns. Anna, Seb, Axa und die Platform-Gang halfen mir, diese Ideen durchzutesten. Dank James Garvey und Liza Thompson habe ich den Mut nicht verloren, Harriet und David haben mich mit verwirrenden Fragen auf Trab gehalten, und Emily, Viv, Mya, Flo und Luke ist es gelungen, der Verwirrung wieder Herr zu werden. Meiner Familie und meinen Freunden schulde ich ewigen Dank. Vor allem hat Esther McManus mich (und das ganze Buch) an ihrem Wissen und geistreichen Witz teilhaben lassen. Ich kann mit voller Überzeugung sagen: Fehler sind allesamt auf meinem Mist gewachsen.